VOLUME 73

LA CHIMIE DU CANCER

TAUTOMÉRISME ET MÉTHYLATION

ÉDITION FINALE AOÛT 2022

Carlos L Partidas

DÉDICATION

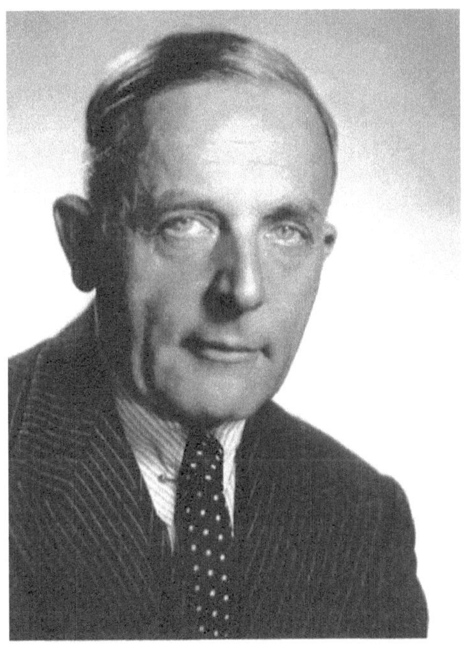

Otto Heinrich Warburg, physiologiste et biochimiste allemand, qui a découvert que les cellules cancéreuses vivent dans un environnement acide sans oxygène

TABLE DES MATIÈRES

RECONNAISSANCE

LES ÊTRES VIVANTS, QUI VIVENT DANS CETTE STATION
PHYSIQUE DES NIVEAUX D'ÉNERGIE, POUR ÊTRE
TEMPORAIREMENT SUR TERRE

Chapitre 1

ÉQUILIBRE ACIDE-BASE

Pour produire de l'énergie calorique, les mitochondries des cellules saines utilisent le sucre glucose et l'oxygène. Le glucose provient des glucides via l'alimentation, et l'oxygène de la respiration via le transport de l'hémoglobine. Après la production d'énergie, du dioxyde de carbone est généré dans la mitochondrie comme déchet. Toutefois, si l'oxygène n'arrive pas par la respiration parce que l'hémoglobine est bloquée en raison d'une acidose causée par l'acide urique, la mitochondrie recourt au processus de fermentation du glucose, également appelé glycolyse. Lorsque la production d'énergie sous forme de chaleur passe par la glycolyse, du lactate est généré dans la mitochondrie à la place du dioxyde de carbone.

Dans les cellules saines, les mitochondries utilisent ces deux voies pour produire de l'énergie thermique, le processus dépendant de l'adaptation de la respiration cellulaire de chaque être vivant : par exemple, lorsque nous étions un germe, il n'y avait pas d'oxygène dans les mitochondries de la queue des spermatozoïdes. A cette époque, le sucre pour la production d'énergie était le fructose. En décomposant le fructose, ce n'est pas du lactate mais du glucose et du galactose qui sont générés. Ainsi, le fructose est le sucre qui est présent dans les gonades sous forme haploïde chez tous les mammifères mâles.

Lorsque le spermatozoïde est introduit dans l'autre haploïde, c'est-à-dire l'ovule, la réplication va se poursuivre jusqu'au vieillissement, en passant par les stades de l'embryon et du bébé dans l'utérus jusqu'à la naissance. Les cellules de l'embryon ont besoin de glucose et d'oxygène pour se répliquer ; ces deux substances sont donc présentes dans le sang de la mère où l'embryon se développe, et c'est dans le sang de la mère que l'embryon va puiser les nutriments nécessaires à la croissance ou à la réplication des cellules. Pour la respiration de ses cellules dans l'utérus, le bébé utilisera le glucose et l'oxygène fournis par la mère.

Ainsi, l'apport de nutriments à l'embryon dépendra de la respiration de la mère et du type d'aliments qu'elle consomme. Si aucun oxygène ne parvient aux mitochondries des cellules du fœtus, celles-ci auront recours au processus de fermentation. Cependant, celle-ci ne se fera plus par fermentation du fructose, mais par glycolyse du glucose. Ainsi, du lactate sera généré par cette voie de respiration.

Grâce au sommeil, il y aura plus d'oxygène ; et le lactate sera reconverti en pyruvate et le pyruvate sera reconverti en glucose. Ainsi, tout au long de la vie de l'embryon, et alors que l'embryon grandit pour devenir un bébé dans l'utérus, la respiration de ses cellules se fera par la voie normale oxygène-glucose, qui dépend de la respiration et de la nourriture de la mère.

Après la naissance, l'alimentation doit provenir du lait maternel. Dans le lait maternel, le sucre est le lactose. À partir du lactose, le bébé peut obtenir les sucres glucose et galactose. Le glucose fournit au bébé l'énergie calorique nécessaire aux mitochondries de ses cellules, tandis que le galactose lui fournit les nutriments de base pour la formation continue de son système nerveux.

Au départ, le nouveau-né ne produit pas suffisamment de salive dans la bouche. Pour obtenir du lait maternel les composés nécessaires à l'énergie et au renforcement du système nerveux à partir du galactose, le bébé possède l'enzyme lactase dans son intestin grêle. L'enzyme lactase commence à disparaître lorsque le bébé produit de la salive dans la bouche, alors que l'enzyme amylase permet au bébé d'obtenir du glucose à partir de la dégradation des glucides dans les aliments. L'oxygène continuera à être obtenu par la respiration, mais le lieu du processus dépendra du degré d'acidité du sang.

Dans les alvéoles, le degré d'acidité est plus faible, de sorte que l'acide carbonique est décomposé en vapeur d'eau et en dioxyde de carbone. L'acide carbonique est transporté de la périphérie des cellules par l'hémoglobine. L'hémoglobine possède quatre groupes hèmes, et chaque groupe hème est lié à un atome d'oxygène. Ainsi, lorsque le groupe hème est laissé vide après l'expiration, l'hémoglobine se lie à 4 molécules d'oxygène dans les alvéoles et les transporte à la périphérie des cellules.

Ce qui amène l'hémoglobine à transporter l'oxygène dans les cellules et à transporter l'acide carbonique dans les poumons est un changement du degré d'acidité. Dans la partie interne des cellules, la valeur de l'acidité est neutre, c'est-à-dire que le pH est de 7,00 ; alors que, dans les poumons, la valeur de l'acidité est de 7,40. Cette plage d'acidité doit être étroite, afin que ce soit la même molécule d'hémoglobine qui transporte l'oxygène des poumons vers la périphérie de la cellule et qui transporte l'acide carbonique de la périphérie de la cellule vers les poumons.

À la périphérie des cellules, l'acidité est plus élevée ; par conséquent, l'hémoglobine échange avec la myoglobine l'oxygène apporté par les poumons contre l'acide carbonique produit par les mitochondries à l'intérieur des cellules. La myoglobine ne possède qu'un seul groupe hémique, c'est pourquoi la myoglobine est plus petite que l'hémoglobine. La myoglobine est plus abondante dans le sang par rapport à la quantité d'hémoglobine. Comme elle est plus petite que l'hémoglobine, la myoglobine peut pénétrer dans les cellules pour transporter l'oxygène vers les mitochondries. La myoglobine est de couleur rouge, et parce qu'elle est plus abondante, la myoglobine constitue la réserve d'oxygène pour les cellules. La myoglobine est la substance qui donne au sang sa couleur rouge.

Dans la périphérie des cellules, l'hémoglobine lie préférentiellement l'acide carbonique à l'oxygène, car dans la périphérie des cellules, l'indice d'acidité est plus élevé que dans les poumons.

Le système réducteur à l'intérieur des cellules dont l'acidité est normale empêche le niveau d'acidité d'augmenter à l'intérieur de la cellule.

Si le sang devient acide, l'hémoglobine ne peut pas être libérée de l'acide carbonique ; il n'y a donc pas de transport d'oxygène vers les mitochondries des cellules. S'il n'y a pas d'oxygène dans les mitochondries, celles-ci produisent de l'énergie par la deuxième voie, c'est-à-dire par la fermentation du glucose. Cependant, si l'acidité à l'intérieur des cellules est élevée, du lactate sera produit à la place du pyruvate. Si l'acidité reste élevée à l'intérieur de la cellule, le lactate sera transformé en acide lactique.

L'enzyme anhydrase carbonique est responsable de la transformation du dioxyde de carbone en acide carbonique. Dans cette réaction, une forte acidité est produite dans le cytoplasme, car un proton est libéré dans le système réducteur de la cellule. Le système réducteur à l'intérieur de la cellule veille à ce que le degré d'acidité n'augmente pas, car sans le système réducteur, le lactate serait converti en acide lactique. L'acide lactique à l'intérieur de la cellule endommagerait le système réducteur cellulaire. Parmi eux, l'enzyme anhydrase carbonique cessera de fonctionner, de sorte que la myoglobine ne sera pas en mesure d'apporter de l'oxygène dans les cellules, mais elle ne sera pas non plus en mesure d'évacuer les déchets de la cellule sous forme d'acide carbonique si le système réducteur à l'intérieur des cellules est endommagé.

Si le degré d'acidité est plus élevé à l'intérieur de la cellule, le noyau de la cellule sera affecté, car les liaisons hydrogène entre les bases formant l'ADN seront modifiées. En conséquence, les chromosomes vont insérer des paires de bases de manière incorrecte, en raison de deux effets associés, le tautomérisme et la méthylation.

Il doit y avoir un équilibre à l'intérieur et à l'extérieur de la cellule. Par exemple, à l'extérieur de la cellule, un système d'enzymes réducteurs est nécessaire pour que le NAD réduise le fer III de l'hémoglobine en fer II, mais c'est le NAD lui-même qui oxyde le fer II de l'hémoglobine en fer III. Ainsi, la myoglobine peut extraire l'acide carbonique des cellules sous forme de fer III. Pour que l'hémoglobine puisse transporter l'oxygène jusqu'à la périphérie de la cellule, le fer de l'hémoglobine doit être sous forme de fer II. À son tour, pour que la myoglobine transporte l'oxygène vers l'intérieur des cellules, l'état d'oxydation du fer dans la myoglobine doit être sous forme de fer II.

Ensuite, à l'extérieur de la cellule, l'acidité étant élevée, le processus est inversé : la myoglobine libère l'acide carbonique et capture l'oxygène libéré par l'hémoglobine, lorsque celle-ci se lie à l'acide carbonique. La circulation sanguine ramène l'hémoglobine dans les poumons pour évacuer l'acide carbonique du corps.

C'est le processus de la respiration normale qui se déroule à l'intérieur et à l'extérieur des cellules. Mais ce système d'échange de dioxyde de carbone contre de l'oxygène ne correspond pas à une réaction chimique, mais à un processus d'échange d'oxygène contre de l'acide carbonique. C'est pourquoi le Dr Max Ferdinand Perutz l'a appelé l'effet coopératif.

C'est au Dr Perutz que nous devons la description du processus respiratoire dans les cellules. Bien que le Dr Perutz ait basé la description de la respiration cellulaire sur la mesure de la valeur de la pression partielle d'oxygène de 100 mm de mercure dans les poumons et de 40 mm de mercure dans le muscle, ce sont les variables que le Dr Ferdinand Perutz pouvait mesurer. Mais, nous déduisons que le changement de ces valeurs est plutôt dû à un changement d'acidité qu'à un changement de pression partielle d'oxygène.

La valeur d'acidité plus élevée à l'extérieur de la cellule est appelée l'effet Bohr. La description de ce processus est due au physicien danois Niels Henrik David Bohr.

L'analyse expérimentale ultérieure du Dr Ferdinand Perutz est basée sur l'observation du scientifique allemand Otto Heinrich Warburg selon laquelle les cellules cancéreuses se reproduisent dans un milieu acide et un environnement sans oxygène.

L'acidité hors de la plage normale est causée par une concentration accrue d'acide urique dans le sang. L'augmentation de la concentration d'acide urique dans le sang est due à la consommation de cellules d'origine animale. Tous les organismes, du moins les mammifères, sont consubstantiels, de sorte que nos cellules sont chimiquement les mêmes que celles des autres animaux. La seule chose qui nous différencie physiquement est l'ordre dans lequel ces bases sont insérées dans l'ADN, c'est-à-dire le code génétique.

Après la naissance, cette plage étroite d'acidité pour le processus de respiration à l'intérieur et à l'extérieur des cellules peut être modifiée par l'alimentation, principalement en raison d'une méconnaissance du processus respiratoire d'échange de l'oxygène contre l'acide carbonique. En fonction du type d'aliment ingéré, nous pouvons produire un changement dans le couplage des bases de l'ADN.

La modification du couplage des bases de l'ADN est ce que l'on appelle une mutation, qui donnera lieu à un cancer. Il s'agit d'une mutation car la modification de l'ADN se produit par l'effet de tautomérie et de méthylation de la matière électronique.

Le couplage correct ou incorrect de ces bases dans l'ADN, adénine-thymine, thymine-cytokine et guanine-cétone-cytokine, va dépendre de la chimie à l'intérieur du noyau et dans les chromosomes des cellules. Ainsi, la chimie à l'intérieur et à l'extérieur de nos cellules va finalement dépendre de nous, car c'est nous qui décidons de la manière dont nous nous nourrissons. Et la façon dont nous nous nourrissons en tant qu'adultes est un acte volontaire.

Nous allons examiner mathématiquement l'intervalle ou la valeur des concentrations d'urate de sodium et d'acide urique pour montrer pourquoi et comment l'urate de sodium se transforme en acide urique, qui est une conséquence des mutations qui se produisent dans les cellules. Nous pouvons également utiliser cette relation pour vérifier les proportions d'acide urique et d'urate de sodium dans le sang normal d'une personne saine et dans celui d'une personne atteinte d'un cancer au moyen de la formule suivante :

$$[\text{urate de sodium}] = 10^{(pH-pka)} [\text{acide urique}]$$

Le pka de l'acide urique est de 5,8 ; par conséquent, en substituant les valeurs pour la valeur du pH d'une personne dont le sang a une valeur d'acidité normale ou un pH égal à 7,40, nous avons que :

$$[\text{urate de sodium}]=10^{7,4-5,8} [\text{acide urique}]$$

$$[\text{urate de sodium}]=10^{1,6} [\text{acide urique}]$$

$$[\text{urate de sodium}]=40 [\text{acide urique}]$$

En d'autres termes, pour le sang d'une personne dont l'indice d'acidité sanguine est normal, la concentration d'urate de sodium devrait être environ 40 fois supérieure à celle de l'acide urique.

En revanche, pour le sang d'une personne atteinte d'un cancer en phase terminale, le pH du sang est de 5,5 ; la relation est donc la suivante :

$$[\text{urate de sodium}]=10^{5,5-5,8} [\text{acide urique}]$$

$$[\text{urate de sodium}]=10^{-0,3} [\text{acide urique}]$$

$$[\text{urate de sodium}] = 0,5 [\text{acide urique}]$$

Ce qui indique que, si le sang est trop acide pour une personne atteinte d'un cancer en phase terminale, la concentration d'acide urique double dans ce cas, c'est-à-dire que la concentration d'acide urique est deux fois plus élevée que celle de l'urate de sodium :

$$[\text{acide urique}] = 2\,[\text{urate de sodium}]$$

En d'autres termes, dans le sang d'une personne atteinte d'un cancer en phase terminale, il n'y aura plus l'antioxydant urate de sodium, ni peut-être aucun autre antioxydant disponible, pour réduire le fer de l'hémoglobine de l'ion ferrique III à l'ion ferreux II ; par conséquent, il n'y aura pas de transport d'oxygène, l'hémoglobine étant neutralisée par l'acide carbonique.

Très probablement, cette acidité élevée affectera également les antioxydants NAD^+ et $NADH$. En effet, si la valeur de l'acidité chez une personne atteinte d'un cancer en phase terminale est de 4,5, le rapport [urate de sodium]/[acide urique] sera plus élevé. Et dans ce cas de cancer, la concentration d'acide urique serait plus de deux fois supérieure à celle de l'urate de sodium.

Donc, si l'acidité est élevée, toutes les cellules saines seront privées d'oxygène, car l'hémoglobine est bloquée par l'acide urique. Ainsi, l'ensemble des cellules de la personne atteinte de cancer sera paralysé par le manque d'oxygénation.

Il y aura un acmé ou un paroxysme chez la personne dont l'environnement sanguin est plus acide, où le reste des cellules saines se replient ; parce que les cellules saines ne seront pas capables d'absorber de l'oxygène pour survivre. Alors que les cellules cancéreuses ont changé la forme d'existence de la personne saine, forcées par la masse magnétique de l'esprit qui ne réside que temporairement dans un corps fait de matière électronique, qui n'était pas configuré pour ingérer la chair d'un autre animal comme nourriture. Le processus normal peut être modifié à l'insu de tous, car la matière des cellules formant le corps électronique n'est que de l'énergie électronique condensée sous forme de matière électronique. En d'autres termes, la matière électronique du corps est modifiable. C'est donc le seul type de matière électronique qui peut s'adapter aux changements induits dans l'être vivant.

Les conditions sont réunies, de sorte que les deux types de cellules cancéreuses et les cellules mutantes ne peuvent plus coexister dans le même corps. Et ces conditions d'acidité plus élevée ne sont favorables qu'à la survie des cellules mutantes, car ces cellules mutées peuvent survivre sans oxygène, comme l'a analysé le physiologiste allemand Otto Heinrich Warburg.

S'il n'y a pas d'oxygène, cette situation n'est pas favorable aux cellules qui sont encore saines. Cela se produira jusqu'à ce que l'anomalie de l'acidité élevée, qui est causée par le déséquilibre ou la conséquence de la faible valeur du pH, c'est-à-dire l'acidité élevée du corps, soit inversée à temps. Tant que nous ne trouverons pas un moyen de réduire l'acidose, nous n'aurons aucun autre moyen d'inverser l'état cancéreux.

La stratégie consistant à modifier le mode d'alimentation de certaines personnes atteintes d'un cancer a été couronnée de succès, car ces personnes ont modifié leur mode de vie au fil du temps, passant du statut de carnivore à celui de végétarien. Parce que peut-être, avec ce changement de stratégie alimentaire, si le changement est opportun, ils ont réussi à rétablir le sang qui était devenu acide à sa valeur acide normale. Peut-être parce qu'ils ont compris à temps que ce qui cause le dommage est la consommation de viande, qui contient les cellules qui provoquent l'acidité et ensuite le tautomérisme. Parallèlement, les protéines que la viande contient également induisent la méthylation des bases des cytokines et de l'uracile, lorsque la base de l'uracile est passée de cétonique à énolique.

La seule façon de donner une nouvelle chance aux cellules qui restent saines est que les cellules elles-mêmes reprennent le contrôle de leur équilibre chimique, ou de la condition idéale de fonctionnement, par leur propre autonomie, ou peut-être en essayant de ne pas forcer toutes les cellules à être affectées dans un processus de métastase.

Nous concluons que l'origine du cancer est due à un déséquilibre acide-alcalin dans le sang, qui peut être inversé chimiquement, mais pas avec un vaccin. Car le cas du cancer n'est pas un problème immunologique mais chimique. Et les différences pathologiques de cette anomalie sont dues au type de tissu épithélial concerné, car 80 % des cas de cancer prennent naissance dans le tissu épithélial, principalement dans les cellules apicales. Les cellules apicales n'ont pas d'apport sanguin propre, et leur nutrition dépend des cellules qui forment le tissu épithélial sous-jacent.

Il s'agit par exemple des cellules apicales des canaux lactifères du sein, des cellules apicales des vésicules séminales reliées à la prostate, des cellules apicales de la peau qui sont exposées à l'environnement extérieur et des cellules gliales du cerveau, qui aident les neurones à se nourrir. Les neurones se consacrent à la conduction électronique ; par conséquent, les neurones n'ont pas de voies d'approvisionnement en sang.

L'altération des cellules gliales du cerveau due à un manque d'oxygénation peut entraîner la maladie d'Alzheimer ou la maladie de Parkinson. L'autre facteur contribuant au manque d'oxygénation des cellules gliales du cerveau est la viscosité du sang. Lorsque le sang devient plus visqueux, la fluidité diminue ; et ce qui peut augmenter la viscosité du sang est la consommation de produits laitiers.

Il existe en outre un problème connu sous le nom de cancer anorexique, qui se manifeste chez les personnes atteintes d'un cancer en phase terminale. À ce stade avancé du cancer, le manque d'appétit s'accentue, et l'apathie due au manque d'oxygénation entraîne un manque d'énergie chez la personne concernée. Ainsi, le cancéreux tombera dans un état de sommeil plus fréquent, puis ce manque d'oxygène deviendra la cause principale de la déconnexion de la masse de l'esprit de la matière électronique du corps. Peut-être que cette déconnexion n'est pas due au cancer lui-même, mais le manque d'intérêt pour la nourriture et le désespoir de l'état de santé créeront cette indisposition, cette apathie ou cette apathie, ce qui aggravera le visage de la personne touchée par le cancer.

Le deuxième antioxydant le plus important dans le sang après l'urate de sodium est la vitamine C ; et comme elle est soluble dans l'eau, nous perdons de la vitamine C par l'urine et la transpiration. Par conséquent, nous devrons obtenir de la vitamine C en consommant des fruits. En revanche, nous n'avons pas besoin de consommer les cellules d'un autre animal pour en obtenir de l'urate de sodium, car nous obtenons cet antioxydant en abondance à partir de nos propres cellules qui ne fonctionnent plus. C'est à partir des bases puriques adénine et guanine de notre ADN et des différents ARN éteints que nous obtiendrons notre antioxydant urate de sodium.

Un changement apparemment insignifiant de l'indice d'acidité entre le liquide rénal et le sang permet de maintenir un équilibre adéquat entre l'urate de sodium et l'acide urique, qui doit se déplacer dans une plage de concentration déterminée par une constante appelée constante de dissociation ou d'équilibre, à savoir :

$$K_{eq} = [\text{urate de sodium}] \times [\text{protons}] / [\text{acide urique}]$$

La concentration d'urate de sodium est :

$$[\text{urate de sodium}] = K_{eq} [\text{acide urique}] / [\text{protons}]$$

La quantité entre parenthèses correspond à la concentration.

Cela signifie que la constante de dissociation de l'acide urique Keq dans le sang doit être très élevée, ou que l'acide urique doit être presque entièrement dissocié sous forme d'urate de sodium, de sorte que la concentration de protons reste constante. C'est-à-dire pour que la concentration de ces substances reste dans une plage étroite de valeurs de pH, car cette plage ne doit être ni supérieure à 7,45 ni inférieure à 7,35, c'est-à-dire qu'en réalité cette valeur de pH doit osciller autour de 7,40. Si cette valeur d'acidité descend en dessous de 7,35, les problèmes d'acidose apparaissent. Alors que si la valeur du pH est supérieure à 7,45, un autre problème appelé alcalose se pose.

Mais les deux problèmes, acidose ou alcalose, sont uniquement déterminés par la valeur de cette constante d'équilibre, qui est liée à la concentration de protons dans le sang. En effet, si la valeur de la concentration de protons évolue vers des valeurs plus élevées, la valeur de la constante d'équilibre changera également afin de maintenir le rapport dans une nouvelle valeur, c'est-à-dire la plage des concentrations d'urate de sodium et d'acide urique. Dans ce cas, pour que la valeur du rapport reste constante, la concentration d'acide urique va augmenter.

Le problème du cancer peut bien sûr être inversé chimiquement, dès lors que nous parvenons à diminuer la concentration de protons et d'acide urique dans le sang. Si nous parvenions, d'une manière ou d'une autre, à maintenir cet équilibre dans la valeur à laquelle les cellules fonctionnent normalement, le cancer ne se produirait pas, bien sûr, car il n'y a aucune raison organique pour que cela se produise.

Chapitre 2

TAUTOMÉRISME

L'effet de tautomérie fait référence à un changement de configuration électronique qui se produit dans une cétone pour devenir un alcool. Comme on peut le voir sur la figure 6, dans le cas de la base cétonique guanine, qui se transforme en guanine alcoolique. Si une tautomérie se produit sur une cétone, elle entraîne un changement des couplages entre les bases, ce qui modifie la structure électronique de l'ADN. Dans l'ADN, les bases cétoniques les plus sujettes à la tautomérie sont les bases guanine et uracile.

La base guanine peut passer de sa forme cétonique normale à sa forme tautomère ou alcoolique. Alors que la base uracile, après avoir perdu son hydrogène bêta, peut passer de sa forme cétonique à sa configuration alcoolique. Lorsqu'elle perd son hydrogène bêta, la base uracile perd l'hydrogène alpha qui se trouve sur l'azote numéro 3 ; et lorsqu'elle perd cet hydrogène alpha, une base uracile énolique subit un processus de méthylation. Pour repérer quel est l'azote 3 de l'uracile, regardez la figure 5.

Dans ce cas de tautomérie, la base guanine énolique peut réajuster la forme de son couplage sous l'effet de l'acidose, qui est un processus électronique. Alors que, dans le processus de méthylation, la base uracile de sa forme énolique et la base cytosine seront toutes deux converties en base thymine, et ainsi les bases cytosine et uracile disparaissent du noyau cellulaire.

Pour former l'ADN, les chromosomes continueront à apparier la base adénine avec la base thymine ; mais, une fois que les bases cytosine et uracile auront disparu du noyau cellulaire, les chromosomes devront apparier la base guanine énolique avec la base thymine. Cet ADN sera erroné dans sa configuration électronique ; ou disons que cet ADN ne correspond pas à l'ADN original qui configurait les cellules d'un être humain, avant que ses bases ne subissent le processus de tautomérie et de méthylation, comme conséquence de l'augmentation du degré d'acidité dans le noyau des cellules.

La tautomérie provient de la consommation de cellules d'origine animale, car les bases adénine et guanine purine de l'ADN des cellules ingérées seront converties en urate de sodium. Mais, en cas d'acidose sanguine, l'urate de sodium va se transformer en acide urique énolique. En cas d'acidité normale, la forme de l'acide urique est cétonique. L'acide urique énolique est un acide plus fort que l'acide urique cétonique. Par exemple, l'acide urique cétonique n'attaque pas le calcium des os, mais l'acide urique énolique enlève le calcium du cartilage qui fait partie des articulations, ce qui entraîne une arthrite déformée et l'ostéoporose.

Comme nous l'avons mentionné, afin de maintenir un équilibre entre la concentration d'urate de sodium et d'acide urique dans le sang, l'excès d'urate de sodium, ou d'urate provenant de cellules consommées, devra être converti en acide urique énolique, selon l'équation d'équilibre suivante :

$$[\text{acide urique}] \leftrightarrow [\text{urate de sodium}]+[\text{protons}]$$

Cette équation montre que, lorsqu'il y a une forte concentration d'urate de sodium dans le sang, afin de maintenir l'équilibre chimique entre les quantités d'urate de sodium et de protons H$^+$, la concentration d'acide urique doit augmenter. En revanche, la concentration élevée de protons H$^+$ à droite atteindra un point où elle ne pourra plus être régulée par le système tampon du sang. C'est-à-dire par le système tampon carbonate de sodium $\leftrightarrow$ acide carbonique, dont le pouvoir tampon permet de contrôler la valeur de l'acidité du sang afin qu'elle ne sorte pas de sa plage normale, qui se situe entre un pH de 7,35 et 7,45. Pour que l'acidité reste dans sa plage ou valeur fonctionnelle normale, le pH doit être de 7,40. Ainsi, s'il y a une augmentation de la valeur de l'acidité, l'équilibre se déplacera vers une plage plus élevée de concentration de protons H+, c'est-à-dire d'acide urique énolique.

Ce système de régulation est connu sous le nom de tampon, et dans ce cas, le carbonate de sodium provenait du chlorure de sodium consommé au cours du repas, lorsque le sel de chlorure de sodium a été transformé en acide gastrique par l'enzyme sécrétine. La fonction de l'acide gastrique est d'activer l'enzyme pepsine afin qu'elle dégrade les protéines ingérées au cours du repas. Les protéines doivent être dégradées dans l'estomac au cours de la digestion, afin que les acides aminés qui les composent parviennent aux cellules sous forme libre. Dans les cellules, les acides aminés se lient à l'ARN de transfert, afin que les ribosomes les insèrent un par un, selon le triplet qui amène l'ARN messager du noyau, pour que les ribosomes construisent les différentes protéines.

L'enzyme pepsine est inactivée sous forme de pepsinogène afin que la pepsine n'attaque pas les protéines de l'estomac. Si la pepsine n'est pas inactivée, l'ulcération gastrique peut se produire dans le duodénum, car le duodénum est très acide, car c'est dans le duodénum que le chyme produit lors de la digestion est neutralisé. Le chyme est neutralisé par le liquide biliaire.

Le degré d'acidité dans l'intestin grêle à partir de la valve pylorique dans le duodénum doit être alcalin afin que des bulles de gaz carbonique ne se forment pas avec l'acide chlorhydrique dans l'estomac. Cela peut avoir d'autres conséquences, comme des reflux qui peuvent provoquer des éructations à cause du gaz carbonique qui se forme, et l'entraînement de liquides biliaires dans l'œsophage ou des gastrites.

L'autre objectif de la neutralisation du chyme par les sels biliaires dans le duodénum est de permettre aux enzymes trypsine et chymotrypsine de poursuivre la dégradation des peptides ou des restes de protéines qui n'ont pas pu être dégradés pendant la digestion de l'estomac ; ceux-ci sont dégradés à un degré d'acidité inférieur. En général, ces peptides qui n'ont pas été dégradés dans l'estomac sont constitués d'acides aminés aromatiques, qui sont plus difficiles à dégrader à un degré d'acidité élevé.

Par la consommation de cellules animales, l'indice d'acidité du sang va sortir de sa plage fonctionnelle, et donc le pH du sang diminue, c'est-à-dire que l'acidité du sang augmente.

Mais quel que soit le type de chair animale consommée, qu'il s'agisse d'une vache, d'un mouton, d'un poulet ou d'un poisson, ce sont tous des êtres vivants composés de cellules ; et, outre ce que nous avons dit, nous sommes tous formés par de la matière magnétique sous forme d'esprits ; c'est-à-dire l'énergie qui donne de la vitalité à la matière électronique changeante du corps de tout être vivant. Les deux énergies sont produites par le mouvement de l'Univers ; ainsi, tous les êtres vivants sont des frères et sœurs à la fois génétiquement et énergétiquement.

Lorsque l'acide urique s'accumule dans le sang, il commence à libérer le calcium des os, et de l'urate de calcium se forme ; mais, une fois que l'urate de calcium traverse l'environnement acide des reins pour atteindre la vessie urinaire, l'urate de calcium se cristallise et des calculs biliaires et rénaux se forment.

Les protéines consommées avec le morceau de viande apportent un excès de méthionine, un acide aminé, qui, en perdant son groupe méthyle, se transforme en homocystéine et va entraîner la méthylation de l'uracile énolique et de la cytokine. En cas d'acidose, l'uracile, de sa forme cétonique, passe à sa forme énolique ; et à partir de la forme énolique, l'uracile subit, comme la base cytosine, un processus de méthylation. Le résultat de ce processus de méthylation est que les deux bases cytosine et uracile deviendront la base thymine.

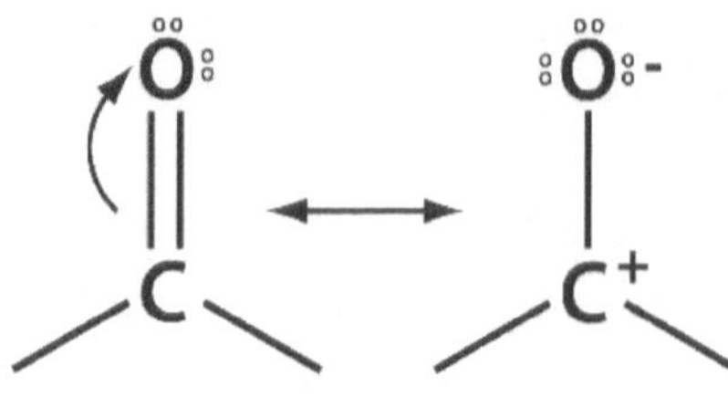

FIGURE 1

UNE ACIDITÉ ÉLEVÉE CONVERTIT LE GROUPE CARBONYLE D'UNE CÉTONE =C=O À GAUCHE EN UN ALCOOL ≡C-OH À DROITE

Le tautomérisme entraîne une modification de la forme des couplages entre les bases de l'ADN et de l'ARN. Ce fait est vérifiable, puisque c'est sous la forme énolique que se forment les cristaux d'acide urique dans les articulations des personnes arthritiques. Pour être plus précis, cet acide urique dans les articulations des arthritiques est celui que l'on trouve dans les reins, et il est en fait sous forme d'acide 3-méthylurique, c'est-à-dire que l'acide urique des arthritiques est sous forme énolique.

Le processus de tautomérie est chimique ; nous n'avons donc pas d'autre moyen de l'expliquer. Essayez donc d'investir quelques efforts pour le comprendre dans ce chapitre. Comme nous l'avons dit, le phénomène de tautomérie se produit lorsqu'une cétone devient un alcool, car dans un environnement acide, les alcools sont plus stables que les cétones.

Bien que la double liaison de la cétone ($=C=O$) à gauche de la figure 1 soit stable (~178 kcal/mol), elle n'est que légèrement plus forte que la liaison simple ($\equiv C\text{-}OH$) de l'alcool à droite (~2 x 85,5 kcal/mol). Pour que cela se produise, certaines conditions sont nécessaires : par exemple, il doit y avoir un hydrogène H à côté du groupe carbonyle ($=C=O$) pour qu'il puisse se détacher et compenser la charge positive générée sur l'atome de carbone ($\equiv C^+$). C'est cet hydrogène qui est appelé hydrogène alpha, car c'est celui qui est le plus proche du groupe carbonyle. C'est l'hydrogène alpha qui peut partir, afin que la cétone puisse être transformée en alcool, c'est-à-dire que la cétone puisse subir un processus de tautomérie. L'hydrogène suivant susceptible de partir serait l'hydrogène bêta, qui est l'hydrogène du carbone 6 de l'uracile de la figure 5, et ainsi de suite, cette facilité augmentant dans l'ordre : l'hydrogène alpha plus grand que l'hydrogène bêta.

Dans les molécules où l'acidité permet à ces conditions de se produire, les formes cétone et énolique peuvent coexister, formant un équilibre chimique dynamique. C'est-à-dire que l'une de ces formes ne passera à l'autre que par un changement du degré d'acidité.

On peut dire que la contribution énergétique de la forme de droite dans la figure 1 peut dans certains cas atteindre 50 % de celle de gauche, ce qui signifie qu'il est possible que les deux formes électroniques cétonique et énolique puissent coexister indépendamment, formant deux composés distincts, c'est-à-dire une cétone en équilibre avec son alcool.

Lors de la définition du concept de pH, une classification importante des réactions ioniques dans les molécules organiques est basée sur la nature de la particule réactive, qui est commodément supposée être l'espèce attaquante. De ce point de vue, ou selon la définition de Gilbert Newton Lewis, l'acide de Lewis A de la figure 2 sera l'espèce capable d'accepter une paire d'électrons ; sa charge électronique est donc positive. Tandis que la base de Lewis B est l'espèce qui cède une paire d'électrons ; sa charge électronique est négative.

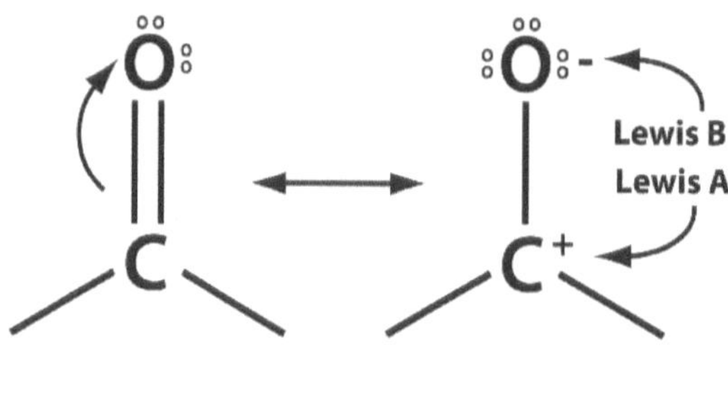

FIGURE 2

COMPORTEMENT DU GROUPE CARBONYLE COMME ACIDE DE LEWIS A, ET COMME BASE DE LEWIS B EN MÊME TEMPS

Cette définition établie, nous avons que : les substances organiques qui sont des accepteurs d'électrons sont appelées acides de Lewis A, et sont identifiées comme des substances électrophiles ; c'est-à-dire que les espèces électrophiles sont les substances qui ont une affinité pour les particules qui ont un excès de charge négative. Les donneurs d'électrons, quant à eux, sont les bases de Lewis B et sont appelés nucléophiles, car il s'agit de particules électroniques ayant une affinité avec les noyaux, c'est-à-dire celles qui portent une charge négative.

C'est ainsi que sont générées les réactions organiques, qui sont classées comme électrophiles et/ou nucléophiles, en fonction du type de réactif donneur ou accepteur d'électrons qui donne lieu à ces réactions.

Par conséquent, nous déduisons que le groupe carbonyle d'une cétone à partir duquel les conditions peuvent être données pour qu'un équilibre se forme avec son alcool, se comportera simultanément dans la même molécule comme un acide de Lewis A, mais en même temps, comme une base de Lewis B ou un alcali, comme les formes présentées dans la figure 2.

Il s'agit d'une propriété ou d'une caractéristique inhérente au comportement du groupe carbonyle d'une cétone ayant un hydrogène alpha, puisque les électrons tremblent d'une forme à l'autre dans les composés où cette possibilité existe, ou, selon le degré d'acidité. Cela signifie que ces substances se comportent comme des acides de Lewis A ou des alcalis de Lewis B, et sont soumises aux conditions acides du milieu dans lequel elles sont immergées. Les substances qui présentent ces caractéristiques de se comporter comme des acides et des bases en fonction du degré d'acidité sont dites amphotères.

Ainsi, si la substance se comporte comme une base, elle captera un acide de Lewis A, comme c'est le cas des bases guanine cétone et uracile, qui peuvent capter un proton (H^+) dans leur groupe carbonyle à partir du milieu acide si elles se comportent comme des cétones, ou lorsque l'environnement du noyau cellulaire devient acide. Dans ce cas, c'est le fluide interne des cellules qui est affecté par l'acidose ; cela influencera les conditions acides du système antioxydant à l'intérieur des cellules. Principalement le NADH et le NAD$^+$ qui, comme nous l'avons vu, sont responsables de l'oxydation du fer II de l'hémoglobine en fer III et de la réduction du fer III en fer II, afin que l'hémoglobine puisse transporter l'oxygène sous forme de fer II et l'acide carbonique sous forme de fer III. À son tour, le système antioxydant à l'intérieur des cellules est nécessaire pour maintenir cette gamme d'acidité dans sa fonctionnalité normale.

Si ces conditions d'acidité élevée se produisent à l'intérieur des cellules, le groupe carbonyle de la cétone =C=O sera transformé en un groupe alcoolique, $\equiv$C-OH. Ainsi, si le milieu intercellulaire devient acide, la cétone, ou base de Lewis B dans la figure 2, sera transformée en alcool, c'est-à-dire en acide de Lewis A. Ce dernier est plus stable et réactif que la cétone lorsque le milieu devient plus acide.

Dans ces conditions, cela obligerait les molécules où cette situation est présente à subir un regroupement électronique dans les chromosomes du noyau, comme cela se produit pour une cétone, ou qui a été forcée de se transformer en un alcool. Des ions énolates plus stables peuvent se former, tels que ceux représentés à droite de la figure 3.

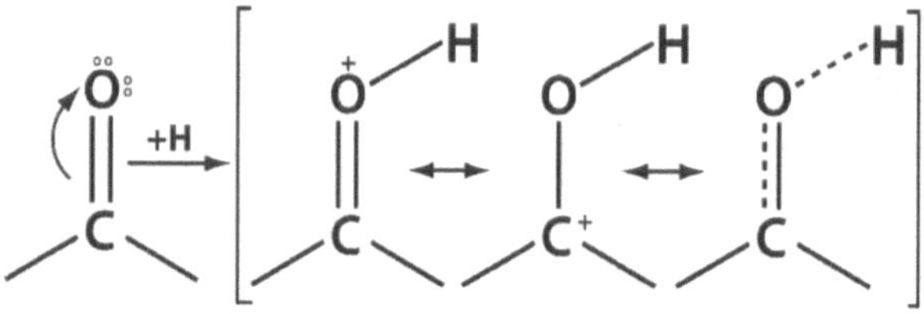

FIGURE 3

FORMATION D'UN ION ÉNOLATE DE L'ACIDE LEWIS A SUR LE GROUPE CARBONYLE D'UNE CÉTONE

Si le processus est inversé, sur l'ion énolate à droite dans la figure 3, la protonation a lieu sur le carbone, et la cétone se régénère à nouveau. C'est ce qui inverserait le cancer. Mais si la protonation a lieu sur l'oxygène, un énol ($\equiv$C-OH) sera formé. Donc, comme on peut le voir sur la figure 4, une cétone C avec ces caractéristiques changeantes, ou une cétone qui possède un hydrogène alpha HA, sera en équilibre avec son énol E, qui dépendra des conditions acides du noyau cellulaire.

Cependant, nous pouvons voir que des états intermédiaires peuvent exister, comme on peut le voir sur la figure 3. Alors, l'acide de Lewis A sera relativement moins acide, c'est-à-dire qu'il sera un acide plus basique.

L'acidité se déplace sur une échelle relative entre 0 et 14. Lorsque l'acidité se situe entre 0 et 7, on considère qu'il s'agit d'un acide ; et de 7 à 14, on dit qu'il est basique. On suppose qu'à pH 7,00 le degré d'acidité est neutre, bien que ce point soit difficile à atteindre, car pH 7,00 est en réalité un état de transition entre l'acidité et l'alcalinité. Une valeur de pH égale à 7,00 est métastable.

FIGURE 4

ÉQUILIBRE CÉTO-ÉNOLIQUE ENTRE UNE CÉTONE C AVEC SON ALCOOL ET L'ALCOOL ALPHA ET L'HYDROGÈNE ALPHA HA QUI PEUT PARTIR POUR FORMER L'ÉNOL E

Une caractéristique importante est que les formes cétonique et énolique sont des molécules réelles. C'est-à-dire que ce sont des substances séparées et distinctes et qu'il ne faut pas les confondre avec les isomères de résonance, qui ne sont que des formes intermédiaires théoriques, très réactives, qui ne s'arrêtent pas pour former des substances stables et n'ont pas d'existence physique réelle. En revanche, il est possible de préparer des énolates en laboratoire, comme le montrent les figures 3 et 4. C'est pourquoi, pour identifier ou décrire la relation entre la forme cétonique et la forme énolique, il a fallu adopter un autre nom : on les appelle des tautomères ; et lorsque ces interconversions de la forme cétonique à la forme énolique ou d'une forme à l'autre se produisent, le phénomène est connu sous le nom de tautomérie. Tautomère est dérivé du mot anglais taut.

À l'équilibre, les tautomères sont formés ; cependant, ils passent rapidement d'une forme à l'autre, même dans des conditions ordinaires. C'est pourquoi il est difficile de les isoler pour les caractériser en laboratoire.

Pour la même raison, il est vraisemblablement impossible d'un point de vue pratique de mesurer cet équilibre céto-énolique dans le sang d'une personne atteinte d'un cancer. Du moins pour pouvoir prouver que c'est la cause du cancer, ou pour prouver l'existence de ces composés cétoniques et énoliques comme deux substances distinctes et indépendantes. Ou, si vous préférez, pour expliquer le phénomène de tautomérie, qui est évident et raisonnable du point de vue déduit de l'analyse électronique et théorique de la structure moléculaire de chaque molécule susceptible de participer à un processus de tautomérie. Nous devons le concept de tautomérie au chimiste néerlandais Jacobus Henricus van 't Hoff.

Comme il est impossible de mesurer, par exemple, le degré de déplacement de l'équilibre tautomérique d'un ADN in vivo, on a tenté de simuler cet équilibre par des expériences in vitro en utilisant ce qu'on appelle la "théorie fonctionnelle de la densité combinée" avec le modèle de solution continue de Poisson-Boltzmann. Il s'agit d'une méthode de théorie quantique, qui n'aboutit à une probabilité théorique que par simulation expérimentale. Cependant, le tautomérisme peut être déduit théoriquement, simplement en affinant l'analyse, et en connaissant les caractéristiques chimiques des cinq bases qui composent l'ADN et l'ARN des cellules, comme les bases qui composent l'ADN présentées dans la figure 5.

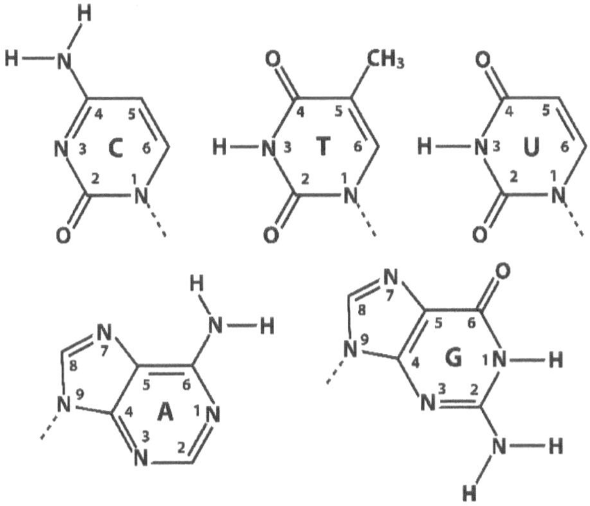

FIGURE 5

**LES CINQ BASES QUI SONT AU CŒUR D'UNE CELLULE SAINE
CELLULE SAINE**

Dans la figure 5, nous pouvons distinguer les cinq bases qui se trouvent dans le noyau des cellules pour les chromosomes afin de construire la séquence d'ADN et les ribosomes pour construire les protéines. Les quatre bases impliquées dans la formation de l'ADN sont : l'adénine A, la guanine G, la thymine T et la cytosine C. Les groupes de liaison qui ne sont pas représentés sont les barres pointillées (---) qui correspondent aux molécules de sucre désoxyribose qui forment les chaînes latérales de l'ADN, ou ce que nous avons déjà identifié comme des nucléosides. La base uracile ne participe pas à la conformation de l'ADN ; la base uracile ne participe qu'à la conformation de l'ARN.

Ces bases sont formées dans le noyau à partir du folate ; et l'acide folinique est formé à partir du folate. Le folate se trouve dans les fruits verts ; et l'une des formes actives du folate est l'acide folique, c'est pourquoi sa consommation est recommandée pendant la grossesse pour prévenir les erreurs génétiques chez le fœtus, telles que la bifidité ou l'ouverture de la colonne vertébrale.

Dans les conditions les plus strictes d'acidité ou d'environnement chimique normal à l'intérieur du noyau des cellules, dans les chromosomes, la base thymine est réalisée en participant uniquement à l'ADN ; mais la base thymine ne participe pas à la formation de l'ARN.

Cela signifie que, d'une manière ou d'une autre, dans le noyau des cellules, les bases qui composent l'ADN sont sujettes à des modifications, qui se produisent en fonction des conditions acides ou basiques du noyau. C'est ce qui détermine la forme de ces couplages originaux de paires de bases dans les chromosomes. Par conséquent, les conditions acido-basiques pour que les couplages se produisent seront déterminées par le degré d'acidité qui prévaut dans le noyau des cellules ; car, comme vous pouvez le voir, cette forme très spécifique de couplage des paires de bases dépend des fonctions que chaque paire de bases doit remplir dans l'ADN et l'ARN à l'intérieur et à l'extérieur du noyau.

Si nous regardons la figure 5, nous remarquons que la seule chose qui différencie la base thymine de la base uracile est que la base thymine a le groupe méthyle ($-CH_3$) inséré sur le carbone 5 du cycle. D'une manière ou d'une autre, soit parce que le groupe méthyle est une espèce réactive donnant une charge négative, ce groupe méthyle est proche du groupe cétone de la thymine, ce qui ne permet pas à la base thymine de se tautomériser, ou à la base cétone thymine de devenir un énol.

L'autre raison est que, au niveau du carbone 5, le groupe méthyle a remplacé l'hydrogène alpha, de sorte que la thymine ne peut pas subir de tautomérisation. La thymine base ne possède qu'un hydrogène bêta au niveau du carbone 6, mais la thymine base a moins de chances d'être tautomérisée. Alors que, relativement parlant, ou du point de vue de la probabilité, la tautomérisation se produira plus fortement dans la base guanine cétonique, car l'oxygène de la guanine cétonique attirera le proton du milieu acide, ou de l'azote qui est adjacent au groupe cétone, c'est-à-dire l'azote numéro 1, comme le montre la figure 5.

Quant à la base uracile, nous pouvons voir sur la figure 5, que la base uracile possède deux hydrogènes alpha adjacents au groupe carbonyle sur le carbone numéro 4 ; plus précisément sur l'azote numéro 3 et le carbone numéro 5. Ainsi, une double liaison peut être formée dans l'uracile dès que l'uracile est transformé de la forme cétonique en un énol par l'hydrogène quittant le carbone numéro 5. Ensuite, l'hydrogène alpha sur l'azote numéro 3 sortira plus facilement, ce qui a plus de chance de se produire sur la base énolique de l'uracile. Ainsi, lorsque le milieu est acide, la méthylation se produira sur la base uracile énolique, comme le montre la figure 12.

Les bases adénine et guanine sont celles qui correspondent au groupe purine, c'est-à-dire que ce sont des bases moins basiques. Les bases cytosine, thymine et uracile appartiennent au groupe pyrimidine, c'est-à-dire qu'elles sont plus basiques.

Selon ce que nous avons vu dans cet équilibre céto-énolique, les bases qui contiennent dans leur structure électronique des groupes cétones ($=C=O$), plus un hydrogène alpha qui peut être détaché, ces bases peuvent être configurées sous la forme d'un énol, c'est-à-dire un alcool ($\equiv$C-OH) de sorte qu'une double liaison est produite dans le cycle. Ainsi, cette base deviendra une molécule plus stable sur le plan aromatique lorsque l'environnement chimique devient acide.

Alors que, la base cytosine, bien qu'ayant un groupe cétone sur le carbone 2, cette base pyrimidine a la caractéristique électronique de ne pas avoir d'hydrogène alpha sur l'azote adjacent sur le carbone numéro 1 et 3 de son groupe cétone. En d'autres termes, la cytosine ne possède pas d'hydrogène alpha qui puisse être détaché pour capturer l'une des liaisons et ensuite fermer le cycle de manière stable, ce qui est une condition nécessaire à la formation de l'énol. La double liaison dans le cycle de la base cytosine est complète avec des atomes d'hydrogène, de sorte que la base cytosine est inaltérable pour qu'un processus de tautomérie électronique se produise.

Nous concluons que ce qui peut arriver à la base cytosine est la méthylation lorsque l'environnement cellulaire devient plus acide, car l'acidité élevée exposera le carbone 5 du cycle cytosine aux nucléophiles ou aux groupes piégeurs de nucléosomes tels que le radical méthyle ($\cdot$CH$_3$) lorsque l'environnement cellulaire devient plus acide. Ou lorsque ces groupes méthyles sont plus abondants du fait de la consommation de protéines animales.

Cela conduit à la déméthylation de l'acide aminé méthionine. L'acide aminé méthionine est celui que l'on trouve le plus fréquemment dans toutes les protéines animales, parce que l'acide aminé méthionine est celui qui marque le triplet d'initiation pour le ribosome ; en d'autres termes, la méthionine est le code qui indique au ribosome de 'start here', afin que le ribosome puisse commencer le processus de fabrication d'une protéine. Donc, la méthionine est présente dans toutes les protéines animales.

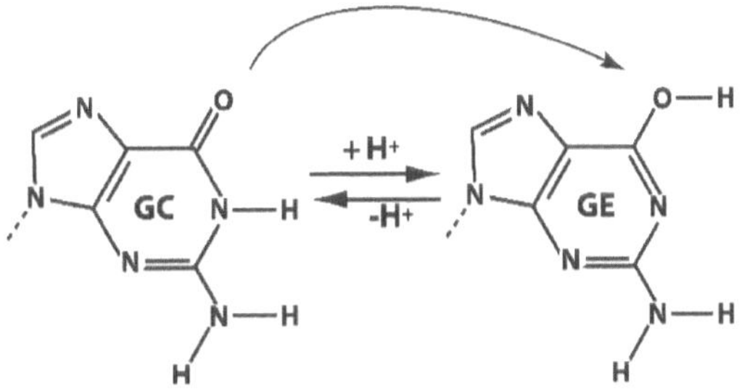

FIGURE 6

**TAUTOMÉRIE DANS LA GUANINE : SI LE MILIEU EST ACIDE
LA GUANINE CÉTONIQUE GC SE TRANSFORME EN GUANINE
ÉNOLIQUE GE**

Le couplage correct ou non de ces deux bases dépend de la modification que les chromosomes doivent apporter pour changer la structure électronique de l'ADN. En effet, dans l'ADN normal, les bases sont électroniquement liées par des liaisons hydrogène (la ligne pointillée de la figure 8 ; H---O=C=, H---N=). Les liaisons ou ponts qui se forment entre les atomes d'hydrogène sont connus sous le nom de forces de Van der Waals.

Comme nous le verrons plus en détail dans le cas de la méthylation, ce changement se produit parce que la consommation de la viande d'un autre animal apporte les cellules, les protéines et le cholestérol propres à chaque lignée animale, d'où l'apparition des infarctus. Les protéines de la viande animale sont riches en méthionine, un acide aminé qui provoque la méthylation et induit le cancer.

L'acide aminé méthionine, en perdant son groupe méthyle, se transforme en homocystéine, ce qui, en plus de nous laisser une abondance de groupe méthyle, entraîne la conversion des bases cytosine et uracile en thymine. L'acide aminé homocystéine est également un agent antioxydant ; par conséquent, l'homocystéine va usurper le rôle antioxydant des autres antioxydants naturels présents dans les cellules, tels que : l'enzyme superoxyde dismutase, la phosphatase alcaline, l'hexokinase et le NAD^+ oxydé et le NADH réduit, qui, comme nous l'avons vu, ont pour fonction de modifier l'état d'oxydation du fer de l'hémoglobine. Ainsi, cette hémoglobine transporte alternativement de l'oxygène et du dioxyde de carbone sous forme d'acide carbonique.

Nous n'avons pas besoin de consommer des protéines pour vivre, mais les acides aminés que ces chaînes contiennent, que nous pouvons trouver de manière plus abondante et variée dans les légumes. Comme nous l'avons dit, l'enzyme pepsine de l'estomac va décomposer ces protéines pour obtenir les acides aminés. Par exemple, dans le riz et les légumineuses, les protéines sont à chaîne plus courte, elles sont donc plus faciles à digérer que les protéines de la viande animale. Cependant, ces protéines de légumineuses et de riz ne sont pas complètes, c'est-à-dire que ces protéines ne contiennent pas tous les acides aminés essentiels. Les protéines de la viande, par exemple du bœuf, sont complètes, car la vache a obtenu sa ration complète d'acides aminés essentiels et non essentiels en mangeant différentes sortes de légumes. Mais en mangeant du riz avec des légumineuses, nous obtenons une grande partie des 8 acides aminés essentiels grâce à cette combinaison.

En fait, les animaux végétariens tels que les hippopotames, les gorilles, les vaches, les girafes et les éléphants ne mangent que des légumes pour obtenir leur ration quotidienne d'acides aminés. Si l'homme n'a pas besoin de tuer d'autres êtres pour les manger, car c'est dans les légumes que la nourriture est la plus abondante, il n'aura pas non plus à courir après un animal pour le tuer. La domestication des animaux, dans la mal nommée agriculture animale, est une tromperie envers nos frères, qui sont ceux qui paient de leur malheur cette ignorance de l'alimentation humaine.

Chapitre 3

COUPLAGE ENTRE LES BASES

Dans l'ADN normal, la base guanine cétonique peut former des liaisons hydrogène avec l'hydrogène lié à l'atome d'azote 1 et avec l'hydrogène de l'azote du groupe amino, qui est lié au carbone numéro 2, comme on peut le voir sur la figure 5. Parmi les trois bases pyrimidiniques telles que la thymine, l'uracile et la cytosine du noyau qui peuvent remplir cette condition de couplage avec la base guanine cétonique, c'est la base cytosine.

Il n'existe aucune autre base pyrimidine qui présente les mêmes caractéristiques électroniques que la base cytosine. De plus, ce couplage est réalisé par les deux bases sous une forme conjuguée. Comme on peut le voir sur la figure 7, qui montre comment la base guanine cétone contribue à la liaison hydrogène via le groupe amino attaché au carbone numéro 2. De plus, ils sont reliés par l'atome d'hydrogène qui est lié à leur azote numéro 1. Parallèlement, la base cytosine contribue à la formation de la liaison hydrogène, également à partir de son groupe amino qui est lié au carbone numéro 4.

La force de cette triple liaison est réciproque ; il s'agit donc de la forme la plus stable de couplage qui forme l'ADN. En revanche, cette condition chimique de la base cétonique guanine ne peut être remplie par la base uracile. Par conséquent, la base uracile ne peut pas se lier à la base guanine cétonique ou à la base adénine pour former l'ADN. Nous concluons que, naturellement ou normalement, dans l'ADN, la base guanine cétonique ne peut former des liaisons hydrogène qu'avec la base cytosine, car aucune autre base ne peut former cette liaison.

La base adénine n'a que deux possibilités, car elle possède un seul hydrogène dans son groupe amino attaché à son carbone numéro 6. Ainsi, pour que la base adénine puisse former une liaison hydrogène avec un oxygène, ce couplage ne peut être réalisé que si l'adénine accepte une liaison hydrogène au niveau de son azote numéro 1 afin de former deux liaisons hydrogène. Il s'agit d'une condition chimique qui n'est possible qu'entre la base adénine et la base thymine. Dans ce cas, et comme nous pouvons le voir sur la figure 5, la base adénine pourrait se coupler avec la base uracile cétonique ; mais, ce n'est que de manière relative, car la base thymine est plus basique que la base uracile. Puisque la base thymine, comme nous l'avons dit, porte sur le carbone numéro 5 de son cycle le groupe méthyle qui a remplacé l'hydrogène alpha. Ainsi, ce groupe méthyle confère à la base thymine une plus grande stabilité énergétique.

D'un point de vue électronique, la base uracile ne pourra pas non plus se coupler avec la base adénine. Mais il n'existe aucune autre base dans le noyau cellulaire qui présente des caractéristiques électroniques identiques ou similaires à celles de la base thymine, ni aucune autre base qui pourrait remplir cette condition pour la remplacer.

Ainsi, la base uracile ne s'adapte pas à la base adénine ou à la base guanine cétonique pour former des liaisons hydrogène ; tant que la condition acide à l'intérieur du noyau est normale, pour que l'ADN se réplique de cette manière spécifique dans les conditions d'acidité standard de l'ADN. Car si cela ne se produisait pas de cette manière, les deux groupes cétoniques de la base thymine se feraient face dans une rangée de la chaîne latérale de l'ADN ; et ces groupes cétoniques se repousseraient ou se rejetteraient l'un l'autre, brisant la séquence de ce côté de l'hélice dans la chaîne de l'ADN.

Dans l'ADN normal ou ADN-N illustré à la figure 10, nous voyons qu'une autre liaison hydrogène se forme entre les bases thymine et cytokine. Cette liaison fait que le brin d'ADN se tord comme une spirale. La liaison thymine-cytokine est perdue en cas de cancer.

Ainsi, ni la base uracile ni la base thymine ne peuvent se coupler avec la base guanine cétonique pour former une structure en chaîne dans l'ADN normal. En revanche, cette structure chimique de couplage ne peut être réalisée que par la base cytosine avec la base guanine cétonique.

Le cancer est un phénomène chimique, il faut donc connaître la nature de ces couplages pour savoir comment le cancer peut être généré chimiquement, car l'ADN qui donne sa structure à chaque cellule est composé de matière électronique, qui fera les ajustements nécessaires entre les couplages électroniques. Les cellules composées ont été formées par la mutation de virus ; par conséquent, les cellules ne sont pas conscientes de leur existence ou de leur performance dans les êtres vivants, alors qu'elles ne sont que des êtres chimiquement fonctionnels.

En outre, la forme de ces couplages base-base est une matière électronique qui a été formée à partir d'énergie électronique. On peut donc s'attendre à ce qu'elle change constamment, comme toutes les formes de matière, car elle peut former un nombre infini de types et de combinaisons parmi les gammes infinies d'énergie et les différents types de matière d'origine électronique.

Alors que l'esprit n'est constitué que de masse magnétique, et qu'il peut ou non connaître le mécanisme de couplage des bases de l'ADN des cellules qui composent son corps physique, lequel est constitué de matière électronique. Seule la connaissance de l'esprit permettra de savoir comment ces couplages se produisent, et la connaissance s'acquiert par l'apprentissage.

Les cellules d'un corps vivant n'ont pas de mémoire, car ces cellules proviennent d'un diploïde. Le diploïde provient de l'intégration de deux haploïdes : un haploïde provient des gonades du mâle et l'autre haploïde provient de l'ovule de la femelle. La mémoire est apportée par l'esprit sous forme magnétique, qui est incorporée au bébé dans le ventre de sa mère, 5 mois après la gestation, lorsque le diploïde est devenu un bébé avec son sexe défini.

L'esprit et le corps sont deux types d'énergies différentes. Le corps physique ne contient que de la matière électronique, tandis que l'esprit qui habite le corps physique est constitué d'une masse magnétique sans matière électronique.

Le monde physique n'est qu'une station pour l'attraction spatiale entre le sexe féminin et le sexe masculin. Dans l'espèce humaine, ces deux énergies magnétiques et électroniques forment les énergies de la femme et de l'homme. La femme provient de l'intégration de fermions négatifs, et l'homme de l'intégration de fermions positifs. Mais cette attraction physique est la même pour tous les genres d'organismes vivants.

Ce qui est défini comme la mort sur terre ne peut exister sous aucune forme, car il est impossible que la matière électronique du corps physique meure, et la probabilité que la masse magnétique de l'esprit meure est nulle. Il y a seulement une séparation des deux types d'énergie. La masse magnétique se sépare de la matière électronique du corps lorsque le corps électronique achève ses changements physiques dans son état d'évolution. Sur Terre, on appelle cela la vieillesse. Ce n'est qu'un moment, car le temps n'existe pas dans le monde spirituel. À ce moment de déconnexion, la matière électronique du corps sera dépourvue de la masse magnétique qui lui a donné la vie, et la matière électronique du corps en évolution sera libre sur Terre ; elle continuera donc à changer au fil du temps. Alors que la masse magnétique de l'esprit sera une masse magnétique éternelle dans l'instant éternel. Ce que la masse magnétique de l'esprit gagne à la naissance, c'est la connaissance pendant le temps où elle faisait partie d'un corps physique.

Ce phénomène de couplage entre les bases de l'ADN est le résultat de la combinaison de ces deux types d'énergie par une condition que nous disons maintenant être de nature chimique. Ce phénomène est vital pour la manifestation de la vie physique par le couplage correct des bases de l'ADN. En effet, la matière électronique forme une séquence de couplages, qui donne les caractéristiques physiques à chaque individu au moyen d'un code génétique.

FIGURE 7

PONTAGE HYDROGÈNE DE LA GUANINE CÉTONIQUE GC COUPLÉE À LA BASE CYTOSINE C DANS L'ADN NORMAL

Pour que cette intégration des deux types d'énergie ait cette fonctionnalité ou cette forme de vie, les bases puriques peuvent être couplées aux bases pyrimidiques d'une manière spécifique, ou seulement de cette manière : la base guanine cétonique se couple à la base cytosine, et la base adénine ne se lie qu'à la base thymine. Comme la base uracile ne remplit pas ces conditions, elle ne peut pas participer ou faire partie de l'ADN, comme le montre la figure 8.

Les quatre bases vont s'apparier dans l'ADN par l'intermédiaire de liaisons hydrogène, formant des paires ou des groupes de deux, qui seront appariés de la manière que nous avons déjà mentionnée : la paire formée par les bases adénine=thymine, et la paire formée par les bases guanine-céto $\equiv$ cytosine jointes par deux et trois liaisons hydrogène respectivement. Mais, dans l'ADN normal, un autre pont hydrogène est formé entre les deux paires de bases pyrimidines ; c'est le pont hydrogène thymine-cytosine.

Dans ce cas, ces paires de bases provoquent la jonction des deux chaînes de nucléotides qui composent l'ADN par les ponts hydrogène représentés par les lignes pointillées entre les bases formées par trois paires de bases : adénine-thymine, thymine-cytosine et guanine-cétone-cytosine.

Ainsi, la jonction dans ce tronçon d'ADN, comme on peut le voir, est en fait plus complexe que la simple jonction entre les bases adénine=thymine (A=T), thymine-cétone (T-C) et guanine $\equiv$ cytosine (G $\equiv$ C). L'ADN est ainsi à la fois entassé et tordu comme la molécule la plus fascinante connue dans la chimie de la vie.

Aux extrémités latérales de la molécule d'ADN, des liaisons nucléotidiques sont formées entre les nucléotides par des ligands avec les molécules de sucre désoxyribose et acide phosphorique. Ces liaisons créent un effet de torsion de gauche à droite de l'ADN. Pour la torsion de gauche à droite de cette spirale, toutes les molécules de désoxyribose doivent être droites, mais dans un ordre séquentiel. Par conséquent, un sucre gaucher ne peut pas intervenir avec un sucre droitier, car ce serait un énorme gâchis ; ou bien il n'y aurait pas de vie.

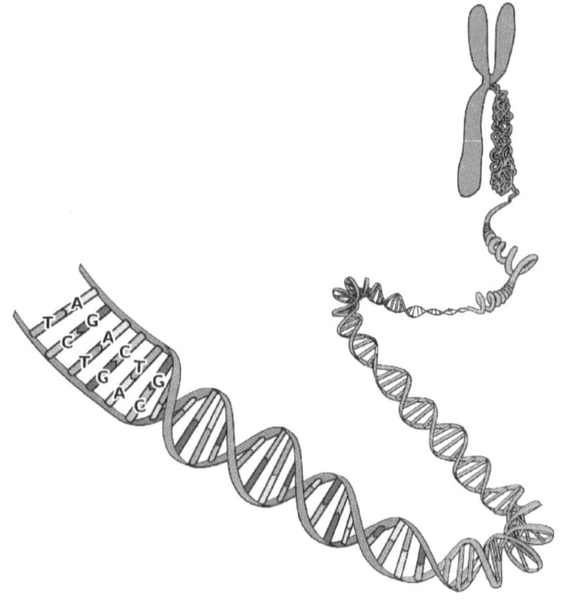

FIGURE 8

UNE MOLÉCULE D'ADN SYNTHÉTISÉE PAR LES CHROMOSOMES. C'EST LA MOLÉCULE LA PLUS EXTRAORDINAIRE DE LA CHIMIE, CAR C'EST LA MOLÉCULE ÉLECTRONIQUE QUI DONNE L'ÉNERGIE DE LA VIE À TOUS LES ÊTRES DE LA TERRE.

Il en va de même pour la formation des protéines : tous les acides aminés impliqués dans la formation des protéines sont gauchers, mais il n'existe pas de séquence d'acides aminés gauchers et droitiers. Les acides aminés droitiers ne sont pas impliqués dans la conformation des protéines, car une séquence d'acides aminés gauchers et droitiers ne permettrait pas aux protéines de s'enrouler en trois dimensions. Si c'était un acide aminé gaucher suivi d'un acide aminé droitier, les protéines seraient droites et les corps physiques n'existeraient pas. Les protéines doivent être tridimensionnelles, car entre autres fonctions, ces molécules constituent le remplissage du squelette du corps physique.

Cette forme de couplage entre les molécules gauchères et droitières est due à la chiralité ; tout comme la chiralité des acides aminés permet de fabriquer des protéines, où tous les acides aminés impliqués dans les protéines sont gauchères ; et lorsque vous essayez d'introduire un acide aminé droitier, il ne conviendra pas car il modifierait la séquence des acides aminés dans la chaîne protéique.

Les liaisons de ces échelons sont dues à la fois à la chiralité et à la force des liaisons hydrogène entre les paires de bases puriques adénine et guanine avec les bases pyrimidiques thymine et cytosine. Alors que les lignes latérales continues reliant ces paires sont formées par le couplage de ces deux paires de bases. Par conséquent, nous avons dit que l'acidité ou la basicité sont des termes relatifs, puisque d'autres forces de liaison électronique, telles que les liaisons hydrogène, interviennent dans l'union des atomes.

Comme nous l'avons indiqué, le phénomène de tautomérie ne peut se produire que pour les bases cétoniques de la guanine, et pour l'uracile lorsque celui-ci est devenu énolique. Cela se produit dès que l'environnement chimique du noyau cellulaire devient plus acide. Dans ce cas, le groupe cétone sur le carbone numéro 6 de la base guanine, ou le numéro 4 de l'uracile, rendra énoliques les bases cétoniques guanine et uracile. En d'autres termes, la guanine et l'uracile sous forme alcoolique sont devenus des bases qui, au lieu de donner, acceptent maintenant des charges électroniques afin de former des liaisons hydrogène. Nous pouvons dire que lorsque les bases de guanine et d'uracile étaient cétoniques, cela en faisait des bases nucléophiles, ou bases de Lewis. Mais logiquement, lorsque l'acidité est élevée dans le noyau cellulaire, les bases cétoniques de guanine et d'uracile deviennent des bases énoliques, c'est-à-dire qu'elles sont maintenant électrophiles, ou acides de Lewis.

Alors que les hydrogènes alpha, c'est-à-dire le numéro 1 de la guanine cétonique et les numéros 5 et 3 de l'uracile, étant des liaisons faibles, ces hydrogènes peuvent être enclins à partir facilement, lorsqu'un changement d'acidité à une valeur plus élevée se produit. Ainsi, l'hydrogène du groupe amino sur le carbone numéro 2 du cycle énolique de la base guanine restera un accepteur de charges électroniques. Lorsque la base uracile devient énolique, elle perd l'hydrogène sur l'azote 3 ; ainsi, un pont hydrogène ne peut plus se former à cet endroit.

Le groupe amino sur la guanine énolique continuera à former le pont hydrogène, comme nous pouvons le voir sur la figure 9 pour le cas de la guanine énolique. Par conséquent, l'azote numéro 1 de la base guanine énolique est maintenant appauvri en hydrogène, ce qui signifie que la base guanine énolique ne peut plus former de pont hydrogène spécifiquement à ce site, c'est-à-dire qu'il n'y a plus d'hydrogène alpha dans la base guanine énolique qui peut être libéré pour former une double liaison.

Cependant, la base guanine sous sa forme énolique sera capable de former un pont hydrogène avec l'atome d'azote qui a perdu son hydrogène alpha. Mais la seule base qui peut fournir l'hydrogène pour former une telle liaison hydrogène est la base thymine, c'est-à-dire la base numéro 2 dans la figure 5. Puisque, en raison du tautomérisme, la base uracile est devenue similaire à la base cytosine, elle ne possède pas d'hydrogène sur son azote numéro 3, comme on peut le voir sur la figure 5.

Par conséquent, cette nouvelle exigence circonstancielle ne peut pas être remplie par les bases cytosine, ni par l'uracile, mais par la base thymine sous sa forme cétonique, dès que la base guanine cétonique et la base uracile deviennent des bases avec une configuration électronique énolique. Ainsi, pour former un couplage avec la base guanine sous sa forme énolique, la seule base qui reste dans le noyau des cellules pour que les chromosomes puissent former la liaison hydrogène comme dans la figure 8, est la base thymine.

Si nous regardons à nouveau la figure 5, peut-être cette exigence peut-elle être mieux remplie par la base thymine avec la base guanine énolique, car dans ce cas d'acidité plus élevée, le groupe cétone sur le carbone numéro 4 de la base thymine doit être plus stabilisé. Comme la base thymique possède un groupe méthyle sur le carbone numéro 5 de son cycle et qu'elle ne possède pas d'hydrogène alpha, la base thymique est résistante à la tautomérie, mais cette stabilité est due à la contribution du groupe méthyle sur le carbone numéro 5 de la base thymique de la figure 5.

L'acidose et la méthylation entraînent la perte de la base uracile et de la base cytochrome dans le noyau cellulaire. Car ces deux bases seront converties en thymine lorsque le tautomérisme se produit dans les bases cytosine et uracile énol. En définitive, c'est la base thymine de l'ADN qui peut pallier ce manque de cytosine et d'uracile, car c'est la seule base qui peut se coupler avec la base guanine énolique, comme on peut le voir sur la figure 10.

En regardant ce que les figures 3 et 6 montrent concernant le tautomérisme dans les bases uracile et guanine, regardons la figure 10 pour voir ce qui se passe lorsque la base guanine est transformée de sa forme cétonique à la configuration spatiale énolique dans l'ADN de la cellule, qui est une condition électronique relativement plus stable dans ces conditions d'acidose.

Cependant, les conditions sont maintenant réunies pour qu'au lieu de se produire avec la base cytosine, le couplage de la base guanine à sa forme énolique se produise avec la base thymine. Comme le montre la figure 9.

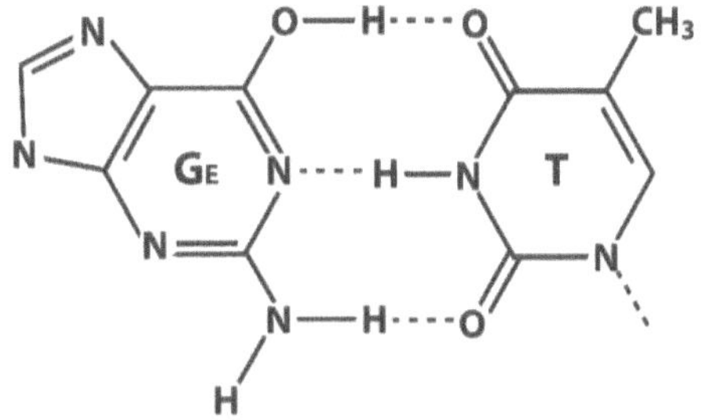

FIGURE 9

DANS L'ADN, LA GUANINE SOUS LA FORME ÉNOLIQUE GE NE PEUT SE COUPLER QU'AVEC LA BASE THYMINE

Cette augmentation de l'acidité, comme nous l'avons dit, provient de l'état acide du cytoplasme et ensuite du noyau, qui, à son tour, est causé par l'excès d'acide urique, d'acide carbonique et d'acide lactique, produit de l'hémolyse et de la glycolyse dans les mitochondries des cellules musculaires. Le processus de respiration étant affecté, l'apport d'oxygène par la voie normale de la respiration a diminué. Ceci, à son tour, a affecté le système d'oxydation/antioxydation, et ainsi de suite. Par la suite, le complexe enzymatique, qui avant l'acidose était contrôlé par la cellule elle-même, sera perturbé.

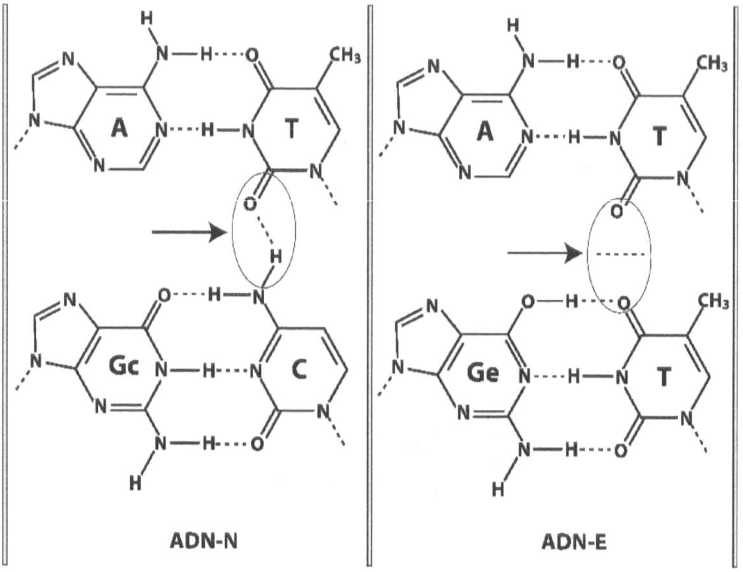

FIGURE 10

ADN-N : ADN NORMAL GUANINE KETONIQUE Gc COUPLE AVEC CYTOSINE. ADN-E : GUANINEE ENOLIQUE Ge COUPLÉE AVEC LA BASE THYMININE. C'EST AINSI QUE NAÎT LA MUTATION DE L'ADN QUI DONNE NAISSANCE AU CANCER

Cette condition défavorable a commencé, comme nous l'avons montré, par le déséquilibre des concentrations entre l'acide urique et l'urate de sodium : [acide urique] ↔ [urate de sodium] [protons H⁺], à partir du moment où nous avons commencé à ingérer les cellules inactives de la viande animale. Puisque, comme nous l'avons vu, il faut que la concentration de notre antioxydant, l'urate de sodium, soit au moins 40 fois supérieure à celle de l'acide urique.

Ainsi, les cellules portant cet ADN erroné ADN-E de la figure 10, perdent leur structure ou leur configuration électronique, ainsi que leur propriété chimique d'origine, et des problèmes liés à cette séquence génétique déformée peuvent survenir.

La réplication de ces cellules mutantes induit, par exemple, une légère tumeur qui, en progressant en taille, deviendra visible comme un cancer au fur et à mesure de la réplication de ces cellules génétiquement actives. Cependant, bien qu'elles soient actives, ces cellules se répliquent plus rapidement que les cellules saines. Elles sont changeantes, car c'est la nature de la matière électronique qui forme l'ADN de chercher son réajustement électronique, en fonction des conditions acides pour les chromosomes à l'intérieur du noyau cellulaire, comme le montre la figure 10.

Ainsi, en provoquant une acidose, nous avons également réussi à modifier la structure moléculaire cétonique ou normale de la guanine et de l'uracile cétoniques. Par conséquent, les conditions nécessaires à la formation naturelle de liaisons hydrogène (H---O=C=, H---N=) seront également modifiées. Car dans tous les cas, la structure tautomère ou énolique de la guanine ne peut se coupler qu'avec la structure cétonique ou normale de la base thymine, introduisant ainsi une erreur de couplage dans l'ADN muté.

La triple liaison que la base guanine doit former avec la base cytosine doit posséder la caractéristique particulière d'apporter sa cinquième liaison hydrogène entre les paires de bases thymine et cytosine, ce qui, comme mentionné, confère une plus grande stabilité énergétique et une tridimensionnalité à l'ADN, ce qui renforce ou stabilise la structure originale de l'ADN. Par conséquent, cette influence en tant que triple liaison doit être importante. En tant que cinquième pont thymine-cytosine, il doit également conférer à l'ADN une plus grande stabilité, comme on peut le voir sur la gauche de la figure 10. Il s'agit du pont hydrogène numéro 3. Ces liaisons hydrogène produisent un encombrement, qui impose une stabilité énergétique élevée à l'ADN normal.

En revanche, ce pont hydrogène entre la base thymine et la base cytokine disparaît lorsque la base guanine sous forme énolique se couple avec la base thymine. Autrement dit, le pont hydrogène entre les paires de bases disparaît, comme le montre la ligne pointillée de la figure 10. Ainsi, la force de la triple liaison est moindre dans le mauvais ADN et, d'une certaine manière, le mauvais ADN devient énergétiquement plus faible. Moins d'énergie sera nécessaire pour synthétiser l'ADN mal apparié, et l'ADN muté se répliquera plus rapidement que l'ADN normal, comme dans le cas du cancer.

Il s'agit d'une mutation de type transitionnel, car elle est provoquée par la substitution entre des bases de même classe, c'est-à-dire pyrimidine pour pyrimidine, (la base cytosine pour la base thymine), ce qui est plus probable, car cette forme de couplage n'introduit pas de changement substantiel dans la structure chimique normale, ou celle de l'ADN d'origine, comme on peut le voir dans la figure 9.

Cependant, les chromosomes d'une cellule qui sont impliqués dans ce tautomérisme, et si le tautomérisme devient péremptoire, la cellule pourra poursuivre son travail de reproduction, mais, aiguillée par une logique de caractère chimique de ses chromosomes, comme on peut le voir dans la Figure 8.

La synthèse de l'ADN sera en désaccord avec les autres cellules, du moins en termes de vitesse de réplication et de fonctionnalité. Cette cellule ne sera pas apte à configurer la matière électronique du corps d'un être humain né avec un conglomérat de cellules normales. Mais, un changement dans la structure de leurs gènes a été introduit par leur mode d'alimentation. Par conséquent, ces cellules mutantes appartenant à un même corps vont entrer en conflit avec les autres cellules saines.

Il est important de savoir, comme nous l'avons dit, que ces différences sont relatives les unes par rapport aux autres, car dans les liaisons électroniques, il ne doit pas nécessairement y avoir un contraste marqué pour que les ajustements nécessaires aient lieu et que les couplages entre les bases soient propices. Dans un sens relatif, on peut dire que s'il y avait une abondance de groupes méthyles dans le noyau cellulaire, la base cytosine ne serait plus disponible, car dans le processus de méthylation, comme nous le verrons, toute la base cytosine serait convertie en base thymine, qui est le partenaire de la base adénine.

Ainsi, ce noyau cellulaire, lorsqu'il est impliqué dans un processus de tautomérie et de méthylation, se transformera énergétiquement en une configuration chimique relativement stable et fonctionnelle, dans ces conditions d'acidité plus élevée dans le noyau cellulaire, de sorte que les chromosomes de la figure 8 répliquent l'ADN de la mauvaise façon. Mais leur taux de réplication, bien que logique d'un point de vue chimique, sera modifié d'un point de vue biologique, et c'est ce qui se manifeste par ce que nous appelons une mutation. Ce n'est plus la même molécule de l'ADN originel qui s'est développée dans le même corps fait de matière électronique et de masse magnétique.

Il ne s'agit pas d'une condition qui peut être héritée par modification génétique dans toutes les cellules, car un tel changement dans les gènes déjà formés serait compliqué à réaliser dans le même corps. Une personne en phase terminale d'un cancer ne peut pas donner naissance à un être muté, ou qui porte la mutation avec lui ; ou encore, une femme enceinte qui a acquis sa grossesse pendant la formation de cellules mutantes peut transmettre au fœtus un ADN déformé, de sorte que l'enfant peut souffrir d'un cancer hérité de la mère. Si tel était le cas, nous en conclurions que le cancer ne peut être inversé chez les enfants nés avec les cellules mutées, mais nous savons que la mutation peut être inversée chez une personne née sans cancer.

Il s'agit d'une erreur de couplage causée par l'acidose qui altère la liaison entre les bases qui composent l'ADN, qu'il est possible de restaurer chimiquement, car les cellules saines se développent selon un modèle de conception, qui est déterminé par les caractéristiques des gènes.

Il en va différemment si nous naissons avec un ADN qui a un ou plusieurs gènes altérés, ou qui a déjà une structure d'ADN modifiée ou implicite ; car cette modification doit seulement être apportée par l'haploïde mâle avec la moitié de ses chromosomes, et l'autre moitié des chromosomes qui proviennent de l'haploïde femelle représentée par l'ovule. Pour que cela se produise, l'une des deux paires de chromosomes doit déjà être modifiée. En d'autres termes, si le cancer était hérité, l'erreur génétique pourrait provenir soit du père, soit de la mère.

Il est également possible de modifier la configuration de l'anion poly des groupes phosphates ; et le complexe formé par les enzymes réducteurs, dont les principaux représentants sont : le glutathionSH, l'hexokinase, la catalase, la superoxyde dismutase, la vitamine C active, etc. et qui étaient ceux qui protégeaient l'ADN contre les changements d'acidité relative à l'intérieur de la cellule. En d'autres termes, les circonstances chimiques et énergétiques sont réunies pour que les liaisons se forment entre les paires de bases énoliques guanine-thymine au lieu d'être cétoniques guanine-cytosine, et c'est ainsi qu'apparaît le cancer ou la mutation dans la cellule.

La forme des couplages doit s'être produite pour une raison très spécifique. Il peut s'agir, par exemple, de la vitesse accrue à laquelle chaque organisme différent doit lire ses codes afin de synthétiser, par exemple, à un rythme plus rapide une protéine particulière par ses ribosomes. Ou une fréquence plus élevée de réplication de leur ADN dans leurs chromosomes. Ainsi, chaque organisme aura son propre moment de vie, qui dépendra de la vitesse à laquelle ses cellules se répliquent. Cela aura une influence, car c'est ce qui détermine l'aboutissement du vieillissement de chaque race d'êtres vivants.

On peut penser que les premiers humains ne mangeaient pas de viande. L'uracile était présent uniquement dans l'ARN, afin d'accélérer la synthèse des protéines dans les ribosomes. Mais il n'était pas dans l'ADN, car s'il l'avait été, la réplication de l'ADN dans les chromosomes de la figure 8 se serait déroulée de manière plus rapide. De même, si la base thymine était dans l'ARN, la synthèse des protéines aurait été trop lente. En d'autres termes, la vie n'existerait pas.

En avril 1997, un article a été publié dans les Actes de l'Académie nationale des sciences des États-Unis d'Amérique PNAS (PNAS 1er avril 1997, vol. 94no. 73290-3295) par les chercheurs Benjamin C. Blount et al. intitulé : "Folate deficiency causes incorrect incorporation of uracil into human DNA and chromosome breakage, with implications for cancer and neural damage". C'est ce qu'on appelle des épines ouvertes dans le cas de l'acide folique. La colonne vertébrale est également connue sous le nom de "colonne vertébrale", car les vertèbres cervicales ont généralement une forme de "Y" fourchu. Le plus important dans cet article, dans ce cas précis, est peut-être que ces chercheurs ont pu démontrer expérimentalement que la base uracile, qui ne devrait se trouver que dans les différents ARN, a été introduite par erreur dans l'ADN. Mais ces bases thymine et uracile énolique sont pratiquement identiques, de sorte que nous ne saurons pas si c'est la base thymine qui provoque réellement la rupture de l'ADN chez une personne atteinte d'un cancer, ou si c'est la base thymine lorsqu'elle est couplée dans l'ADN avec la base guanine sous forme énolique.

Chapitre 4

MÉTHYLATION

La méthylation est nécessaire pour introduire le groupe méthyle ($\cdot CH_3$) dans les molécules. Principalement dans les acides aminés qui portent ce groupe méthyle, comme les acides aminés aromatiques, qui ne peuvent pas être produits par les animaux, ces acides aminés sont donc appelés acides aminés essentiels. Un exemple d'acide aminé qui porte un groupe méthyle est la méthionine. Les acides aminés essentiels ne sont fabriqués que par les plantes.

La consommation de protéines d'origine animale crée un excès d'acide aminé méthionine ; dans ce cas, le groupe méthyle de l'acide aminé méthionine peut être détaché ; le radical méthyle est alors libre. Ce radical est un nucléophile, et a une forte réactivité, dont la charge négative devrait être consommée à l'intérieur des cellules par le système antioxydant, et par l'urate de sodium et la vitamine C à l'extérieur des cellules.

Cependant, si le noyau cellulaire ou le sang s'acidifie, le radical méthyle libéré par la méthionine ne peut être neutralisé. Dans ce cas, à l'intérieur des cellules, le radical méthyle va réagir avec les bases cytosine et uracile sous leur forme énolique, et convertir les deux bases en base thymine, comme le montrent respectivement les figures 11 et 12.

Dans le cas de la base cytosine de la figure 11, lorsque le méthyle capture cette base cytosine, elle sera transformée en base thymine. Il en va de même pour la base uracile, lorsque l'uracile est sous forme énolique en raison d'une acidité élevée, comme on peut le voir sur la figure 12. C'est-à-dire que la base uracile sous la forme énolique sera affectée par un processus de méthylation lorsque l'environnement acide convertit la base uracile de sa forme cétonique à sa forme énolique.

Finalement, ou après ce processus de méthylation, le noyau de cette cellule sera dépourvu des bases cytosine et uracile, car les deux bases seront converties en thymine. Ainsi, pour répliquer l'ADN, les chromosomes utiliseront la base thymine comme substitut de la base cytosine, qui sera maintenant en abondance dans le noyau de cette cellule.

Ainsi, s'il n'y avait pas d'acidose dans les cellules, la tautomérie des bases guanine et uracile ne se produirait pas. Si le tautomérisme ne se produisait pas, la méthylation des bases cytosine et uracile ne se produirait pas.

C'est le mode de vie carnivore auquel nous essayons de nous adapter, qui ne fera que transformer nos cellules en unités cancéreuses. Il s'agit d'une mutation, c'est-à-dire d'une adaptation électronique réalisée par les chromosomes dans le noyau, en fonction du degré d'acidité régnant dans les cellules.

D'une manière générale, toute viande est nocive, car absolument toute viande provient d'êtres vivants ; et donc, tous les animaux, ainsi que les humains, sont constitués de cellules ; ces cellules sont constituées d'ADN et d'ARN, qui contiennent les bases puriques guanine et adénine. Les protéines animales, quant à elles, contiennent un excès de méthionine, un acide aminé qui, lorsqu'il perd son groupe méthyle, se transforme en homocystéine, un acide aminé.

La méthionine est un donneur de groupe méthyle -CH₃ ; par conséquent, la méthionine peut être considérée comme un produit de la méthylation de l'homocystéine. Ainsi, l'homocystéine est énergétiquement plus stable que la méthionine ; par conséquent, si le niveau d'acidité est élevé, la méthionine peut voir son groupe méthyle détaché pour devenir l'homocystéine. Ce groupe méthyle détaché de la méthionine entraînera la conversion des bases cytosine et uracile en base thymine, comme mentionné ci-dessus.

S'il y a tautomérie, la base thymine sera en abondance dans le noyau de la cellule ; et pour réaliser les couplages où les bases cytosine et uracile sont manquantes, les chromosomes utiliseront la base thymine pour former l'ADN et l'ARN. Mais, cet ADN deviendra mutant, car il continuera à se répliquer à un rythme plus rapide avec cette nouvelle forme erronée que l'ADN et l'ARN des cellules normales du même corps. En d'autres termes, le processus de réplication de l'ADN et de l'ARN mutés est accéléré, par rapport à la vitesse de réplication de l'ADN et de l'ARN normaux.

Cependant, nous ne remarquerons cette anomalie que lorsque nous observerons la présence d'une bosse ou d'une croissance anormale due à une tumeur quelque part dans les tissus mous du corps ; puisque 80 % des cas de cancer se produisent dans les membranes épithéliales des organes. Plus précisément, dans les cellules apicales de ces membranes épithéliales. Par exemple, dans les canaux lactifères du sein, l'utérus, les vésicules séminales près de la prostate, le foie, le pancréas, les poumons, la gorge ou l'épiderme. Ce sont tous des tissus mous formés par des cellules épithéliales apicales. Par exemple, les êtres humains qui souffrent le plus du cancer sont les femmes en raison de l'implication de l'utérus, et en deuxième position les hommes en raison du cancer des vésicules séminales près de la prostate. Les habitants des pays nordiques sont touchés par le cancer de la peau, car ils sont exposés aux coups de soleil sous les tropiques et les rayons ultraviolets affectent les cellules apicales de l'épiderme.

Alors que le manque d'uracile dans l'ARN, dont la fonction a été reprise par la thymine, va entraîner des erreurs dans la synthèse des protéines par les ribosomes à l'extérieur du noyau, c'est-à-dire dans le cytosol de la cellule. Cela se produit parce que les codes de synthèse des protéines sont déjà modifiés des chromosomes aux ribosomes, et que les ribosomes ne seront pas capables de lire ces codes de synthèse. La séquence protéique est donc altérée, car le code implicite de l'ARN messager ne correspond pas au code de l'ARN de transfert. Les ribosomes sont donc électroniquement désassemblés et vont synthétiser un type de protéine qui n'est pas fonctionnel pour les cellules humaines normales.

Il s'avère que ces cellules désormais mutantes vont se répliquer plus rapidement que les cellules saines, car la force énergétique qui stabilise l'ADN erroné est plus faible. En d'autres termes, le moment viendra où il y aura plus de cellules mutantes que de cellules normales. Les mitochondries des cellules sont affectées dans une moindre mesure, car elles sont mieux à même de s'adapter à l'acidité élevée qui se produit à l'intérieur des cellules.

Cependant, si le degré d'acidité à l'extérieur des cellules, c'est-à-dire dans le sang, augmente, l'urate de sodium sera complètement transformé en acide urique libre, plus précisément en acide 3-méthylurique, et nous perdrons l'urate de sodium antioxydant et la vitamine C par l'urine et la transpiration. Avec cela, le stress oxydatif va commencer à devenir incontrôlable ; ce qui va, par exemple, faire en sorte qu'une plus grande partie de la méthionine consommée à partir de protéines animales soit convertie en homocystéine.

Dans des conditions normales d'acidité, le stress oxydatif est nécessaire au mécanisme d'hémolyse, c'est-à-dire à la dégradation des globules rouges qui ont cessé d'assurer leurs fonctions de transport. Dans le même temps, les antioxydants contribuent à empêcher les globules rouges sains de perdre prématurément leur fonction de transport alterné d'oxygène et de dioxyde de carbone.

À l'intérieur des cellules, lorsque la méthionine est transformée en homocystéine, cette dernière va usurper la fonction des antioxydants propres aux cellules. Ainsi, elle va commencer à réduire le système d'enzymes respiratoires qui, comme nous l'avons vu, est important à l'intérieur des cellules pour contrôler le degré d'acidité lors de la production d'énergie sous forme de chaleur sans oxygène dans les mitochondries.

L'énergie sans oxygène est nécessaire en cas de détresse. Par exemple, lorsque nous avons peur, nous cessons de respirer ; et le cortisol fait baisser le taux d'insuline afin que davantage de glucose soit disponible au cas où nous devrions nous enfuir. Le processus de respiration sans oxygène par glycolyse est le plus développé chez les oiseaux, les reptiles, les insectes et les animaux plongeurs, comme les tortues, les phoques et les pingouins. Les animaux plongeurs doivent plonger dans l'eau pour chercher de la nourriture, mais ils doivent ensuite remonter à la surface pour respirer l'oxygène de l'air. Mais les humains ne sont pas des plongeurs ; ils vivent uniquement à la surface de la Terre où ils respirent l'oxygène de l'air.

Comme nous l'avons déjà expliqué, il est difficile pour la cytosine d'être tautomérisée, car son cycle comporte des doubles liaisons complètes. Ainsi, la base de la cytosine ne dispose pas d'un hydrogène alpha, ou d'un hydrogène adjacent au groupe cétone du carbone numéro 2, pour fermer une autre double liaison entre deux atomes de carbone du cycle de la base de la cytosine.

En d'autres termes, la chose la plus probable qui puisse arriver à la base cytosine est la méthylation, en raison de l'affaiblissement produit par le degré d'acidité plus élevé du groupe amino attaché au carbone 4 du cycle de base cytosine.

L'acidité plus élevée, comme nous l'avons vu, est le résultat de la glycolyse, ou fermentation du glucose, c'est-à-dire le processus de respiration cellulaire sans oxygène ; puisque, par cette voie de la glycolyse ou fermentation du glucose, de l'acide lactique sera généré dans les mitochondries. Principalement dans les cellules musculaires, qui sont les cellules qui ont besoin de produire plus d'énergie, car elles sont en mouvement ; de plus, les cellules musculaires sont plus abondantes dans le corps. Si l'oxygène n'atteint pas ces cellules, les mitochondries se rabattent sur la production d'énergie calorique par la glycolyse.

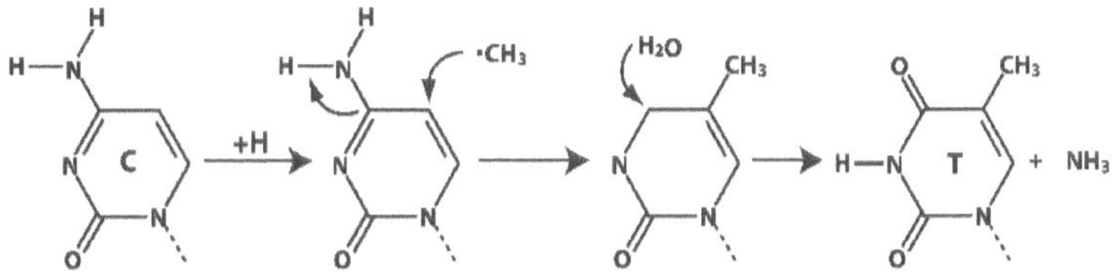

FIGURE 11

CONVERSION DE LA BASE C DE LA CYTOSINE EN BASE T DE LA THYMINE PAR MÉTHYLATION

D'autre part, lorsque la cytosine devient acide, le carbone 5 du cycle cytosine devient positif, c'est-à-dire électrophile, et vulnérable à l'attaque de radicaux libres ou de nucléophiles, comme le groupe méthyle ($\cdot CH_3$). Lequel, étant un groupe donneur d'électrons. Ce groupe méthyle peut réagir avec les noyaux, c'est-à-dire avec les particules qui ont une charge positive, comme le montrent les flèches courbes de la figure 11.

Dans le cas de la figure 11 pour la base cytosine, le radical méthyle ($\cdot CH_3$) restant de la méthionine va attaquer le carbone 5 du cycle cytosine, ce qui va le transformer en un intermédiaire, à savoir la 5-méthylcytosine. Ensuite, comme le composé 5-méthylcytosine perd le groupe amino au carbone 4 sous forme d'ammoniac (NH_3), le site laissé par ce groupe amino sera occupé par une molécule d'eau. En conséquence, la 5-méthylcytosine sera complètement transformée en la base thymine plus l'ammoniac.

En cas d'acidité élevée, l'ammoniac sera transformé en ion ammonium, qui peut être transporté sous forme de sel jusqu'au foie, où il sera transformé en urée pour être excrété dans l'urine ; c'est ainsi que naît l'augmentation du volume d'urine chez les diabétiques.

De même, cela peut se produire avec le composé intermédiaire de la figure 12, lorsque la base uracile est convertie en sa forme énolique. En effet, lors de la conversion en forme énolique, le carbone 5 de la base uracile devient positif, c'est-à-dire que l'uracile est un acide de Lewis. Par conséquent, lorsque l'uracile est converti en forme énolique, il devient plus susceptible d'être attaqué par des radicaux libres, tels que le groupe méthyle, qui est introduit sur le carbone 5 de l'uracile énolique. Ainsi, comme pour la base cytosine, le groupe méthyle va être incorporé sur ce carbone de la base uracile énolique, et donc la base uracile énolique est convertie en base thymine par méthylation.

Dans ce cas, tout comme l'ammoniac reste comme un résidu de la méthylation de la base cytosine, lors de la méthylation de la base uracile énolique, un atome d'hydrogène ($\frac{1}{2}H_2$)

doit rester libre, qui est ensuite converti en une molécule d'hydrogène H_2. Comme le montre la figure 12. Ceci est possible, car nous savons que l'hydrogène moléculaire est un agent réducteur, ce qui est compatible avec le caractère réducteur de l'homocystéine au sein des cellules.

Le plus important est peut-être que le résultat final de la forte acidité du noyau est que les bases guanine et uracile sont devenues énoliques, ce qui a entraîné la transformation de la base cytosine en thymine, comme le montre la figure 11.

Les animaux carnivores, comme les hyènes, les lions, les chiens, les tigres, les chats, etc., excrètent les acides aminés en excès sous forme d'allantoïne par l'urine au lieu de l'urée. Pour transformer ces déchets en allantoïne à partir de l'acide urique, l'enzyme urate oxydase est nécessaire. Toutefois, les animaux végétariens, comme l'homme, ne possèdent pas l'enzyme urate oxydase dans leur système excréteur ; les végétariens ne doivent donc pas manger la viande d'un autre animal.

Les poissons et autres animaux marins excrètent leurs déchets cellulaires sous forme d'ammoniac. Cela s'explique par le fait que les animaux marins excrètent généralement leurs déchets de manière hypotonique sans avoir recours au système urinaire. En revanche, les oiseaux et les reptiles n'ont pas de système urinaire, car les oiseaux doivent voler et les reptiles rampent sur le sol. Ainsi, les oiseaux et les reptiles transforment leurs déchets en acide urique et l'excrètent dans leurs fèces. La consommation de viande de volaille est donc plus nocive car elle contient plus d'acide urique.

FIGURE 12

**PAR ACIDOSE, L'ÉNOYL URACILE UE EST TRANSFORMÉ EN
BASE THYMINE T PAR L'EFFET DE LA MÉTHYLATION**

Donc, ce processus de méthylation peut se produire par cette voie de déméthylation de l'acide aminé méthionine, qui a été incorporé dans les cellules en excès pendant les années de consommation répétée de protéines animales.

Ainsi, avec la paire de bases adénine=thymine, il n'y aura pas de problème, car il y aura une plus grande quantité de thymine. Avec cette abondance de la base thymine, les conditions pour la formation de cette paire adénine=thymine seront favorisées, car les deux bases sont plus résistantes à l'augmentation du degré d'acidité dans le noyau cellulaire. Cette paire de bases adénine=thymine continuera à être un couplage de bases naturel et normal dans le noyau cellulaire, et spécifiquement dans les chromosomes, où l'ADN est répliqué.

Le problème se pose parce qu'au fur et à mesure que le processus de méthylation se déroule, le noyau de la cellule impliquée dans la réplication de l'ADN se retrouvera à un moment donné à court de bases cytosine et uracile. Cela obligera la cellule à modifier chimiquement la forme des couplages entre les bases de l'ADN par les chromosomes.

Lorsque la base uracile devient énolique, cette base ne peut pas remplacer la base cytosine dans l'ADN, car la base uracile ne peut pas former de liaisons hydrogène. En effet, il n'y a plus d'hydrogène sur l'azote numéro 3 de l'uracile énolique.

La seule base restante dans le noyau pour s'apparier à la guanine énolique est la thymine. Parce que la base thymine a un hydrogène sur l'azote 3. Mais il n'y a pas d'autre base dans le noyau de la cellule avec ces mêmes caractéristiques électroniques. La seule base qui possède ces propriétés et caractéristiques est la base thymine.

Les conditions chimiques sont réunies pour provoquer un réajustement des couplages électroniques dans l'ADN, ce qui influencera la fonction et la structure originale de cet ADN ; en d'autres termes, la cellule mute ; et le noyau de cette cellule, qui est maintenant différent, sera différent, parce que les chromosomes utiliseront la base thymine comme autre base pour le couplage avec la base guanine, qui est sous forme énolique. Il s'agit d'un couplage qui, normalement, aurait été occupé par la base cytosine avec la base guanine sous sa forme cétonique mais pas sous sa forme énolique ; ce qui rend évident que la base thymine participe maintenant avec son abondance de sorte que les chromosomes forment un nouveau type d'ADN ; mais cet ADN que les chromosomes produisent sera altéré par rapport à l'ADN normal.

Comme nous l'avons dit, il en sera de même dans les ARN, puisque la base uracile a disparu, et cette base uracile manquante sera remplacée par la base thymine, qui ne participe pas vraiment normalement à la formation de l'ARN. Donc, avec cet excès de base thymine, l'ARN de transfert et l'ARN messager peuvent être altérés, et cela peut influencer d'autres problèmes liés au séquençage des acides aminés dans l'insertion de ceux-ci dans les chaînes de protéines. Comme nous l'avons expliqué, le changement d'un nucléotide induit un changement de la position d'un acide aminé dans la chaîne protéique ; et cela contribuera à l'échange d'un acide aminé contre un autre ; mais la chaîne protéique formée ne sera pas la même que celle qui aurait dû être formée.

Chapitre 5

LES ERREURS DE SYNTHÈSE

Lorsqu'il n'y a pas de tautomérie et de méthylation dans les cellules, le triplet qui indique au ribosome où commencer la synthèse de la chaîne protéique, c'est-à-dire le triplet d'initiation, sera le suivant : uracil-adénine-cytosine (U-A-C) dans l'ARN de transfert qui doit se coupler avec le triplet adénine-uracil-guanine-cétone (A-U-Gc) de l'ARN messager. Alors que le triplet de terminaison sera : uracil-adénine-adénine (U-A-A) dans l'ARN messager, qui n'a pas d'acide aminé dans l'ARN de transfert ; donc, quand ce triplet arrive de l'ARN messager, il indique au ribosome que rien ne va là ; c'est-à-dire que ce triplet est ce qui indique au ribosome que la synthèse de la chaîne protéique est terminée.

Lorsqu'il n'y a pas de cytosine ou d'uracile dans le noyau de la cellule parce qu'ils ont été convertis en base thymine, ces triplets apportés par l'ARN messager seront différents. Par conséquent, l'insertion et la séquence d'acides aminés dans la protéine seront fausses. Par exemple, le triplet d'initiation sera transformé en : thymine-adénine-thymine (T-A-T), alors que le triplet de terminaison sera thymine-adénine-adénine (T-A-A). Et de cette façon erronée, le ribosome ne trouvera pas le code qui lui indique où commencera la synthèse des protéines et comment elle se terminera.

À partir de ce moment, tant dans le noyau que dans le cytoplasme de la cellule, un déséquilibre est généré qui affecte toute la structure cellulaire. La cellule se déforme et un nouveau type de cellule aux caractéristiques cancéreuses va se répliquer.

Les cellules voisines saines et non affectées chercheront à réajuster électroniquement la structure chimique de leur conception électronique et de leur fonctionnalité ; ce sont ces cellules que nous devons protéger contre une augmentation de l'acidité afin qu'elles ne soient pas dépassées par les cellules mutantes. Si nous agissons à temps, des cellules saines se formeront, tandis que les cellules cancéreuses disparaîtront.

Ce résultat ne sera atteint que lorsque la cellule saine retrouvera sa condition prédéterminée de concentration acidobasique, qui lui conférait un couplage sans équivoque en tant que cellule saine. Dans ce cas, cela dépendra de l'être humain impliqué dans le processus de tautomérie et de méthylation, mais ce ne sera pas la faute de nos cellules. Puisque nous décidons nous-mêmes de ce que nous mangeons et de ce que nous ne mangeons pas afin de nourrir nos cellules, qui ne sont constituées que de matière électronique, les cellules ne sont pas conscientes de leur existence, c'est-à-dire que les cellules mutées ne sont pas conscientes de cette erreur génétique et ne font que s'adapter aux changements imposés par les charges électroniques de nature chimique.

Ceci est un exemple clair de la raison pour laquelle la masse magnétique de l'esprit et la matière électronique du corps sont intégrées à travers le support physique, mais ne fusionnent pas en une seule identité génétique. Ainsi, parce qu'elles ne sont pas intégrées, les deux entités peuvent se séparer. Disons, lorsque les changements qui se produisent dans la matière électronique du corps culminent. Ce point culminant est le vieillissement des changements qui sont de nature physique. À ce moment de la déconnexion, la masse magnétique de l'esprit retournera dans son monde spirituel, tandis que la matière électronique du corps continuera le processus de changement sans avoir besoin de la masse magnétique de l'esprit.

Ce changement d'appariement électronique entraîne un changement de la configuration physique et électronique de l'ADN, ce qui modifie la forme physique de la matière électronique, c'est-à-dire l'ADN, sans affecter l'énergie magnétique de l'esprit. La masse de l'esprit ignore également le processus de tautomérie et de méthylation.

D'un point de vue physique, le génome est caractérisé par une hétérogénéité et un arrangement de paires de bases dans l'ADN. Cependant, cette disposition des paires de bases dans l'ADN n'est pas aléatoire, mais dépend des caractéristiques électroniques qui sont formées. C'est ce qui donne le modèle physique à chaque ADN individuel. Il faut donc s'attendre à ce que, de cette disposition ou séquence entre les paires de bases, résulte un nombre de combinatoires réellement infini dans les systèmes de la vie physique.

Ce sont les paires de bases qui donnent cette possibilité combinatoire, bien qu'individuellement la forme de ces paires dans l'ADN doive être de la forme guanine-céto≡cytosine, adénine=thymine et thymine-cytokine. Mais, si les caractéristiques de ces liaisons individuelles sont modifiées, cela influencera la séquence de ces paires de bases dans la structure finale de chaque ADN.

Par exemple, on trouve des régions abondantes avec des assemblages triples cétone-guanine ≡ cytosine, ce qui est peut-être le résultat de la liaison hydrogène plus stable qui se forme entre la paire de bases supplémentaire thymine-cytosine, comme la liaison hydrogène numéro 3 à gauche dans la figure 10.

La structure tridimensionnelle stable de l'ADN s'aplatit lorsque la paire guanine-thymine énolique est formée, car aucune liaison hydrogène ne peut se former entre la paire thymine-thymine à droite de la figure 10.

Ce qui rend l'ADN stable, c'est que la guanine cétonique se couple avec la cytosine, de sorte que d'autres liaisons peuvent se former entre les paires de bases, comme la liaison thymine-cytosine. La façon la plus logique pour que cela se produise est que la triple liaison cétonique guanine-cytosine et la simple paire thymine-cytosine se forment entre les deux paires de bases, ce qui confère à la molécule d'ADN une plus grande stabilité énergétique. Ces triples paires sont celles qui apportent la plus grande force énergétique pour stabiliser l'ADN normal. C'est pourquoi la teneur moyenne observée en triples liaisons cétoniques guanine-cytosine est d'environ 60 % supérieure aux 50 % attendus en théorie.

Cette plus grande diversité de liaisons triples, de l'ordre de 60 %, est corrélée à ce qu'on appelle la richesse génétique, ce qui signifie que les gènes ont tendance à se concentrer dans les régions les plus riches en couplages avec les liaisons triples cétoniques guanine-céto$\equiv$cytosine. Auquel cas, comme nous pouvons le voir sur la figure 10, cette richesse en triples liaisons peut être diminuée par l'effet des altérations acido-basiques au sein du noyau des cellules. Comme dans le cas spécifique de la tautomérie, qui influence la génération de la méthylation des cytokines et de l'uracile énolique.

À gauche de la figure 10, on peut voir pourquoi, dans l'ADN normal, il existe des régions préférentielles ou plus abondantes dans les paires de triple pont hydrogène guanine-cétonique-cytosine et thymine-cytosine. Car, dans ces molécules d'ADN et d'ARN en forme d'hélice, il existe une interaction entre des nuages d'électrons couplés en fonction des charges électroniques. Par conséquent, cet ADN est modifiable de sorte qu'un réarrangement se produit ; et la stabilité chimique de sa structure tridimensionnelle dépendra de la force d'attraction avec laquelle chaque molécule, ou groupe de molécules, contribue à ce réajustement de la charge électronique.

Les liaisons triples sont celles qui font que la molécule en forme de chaîne s'enroule en spirale lorsque chaque paire se joint à la chaîne de ribonucléotides. Ainsi, la chaîne d'ADN se tord vers la droite, ce qui se produit, comme nous l'avons mentionné, parce que les sucres impliqués dans la configuration de l'ADN ont tous une configuration spatiale à droite. Ainsi, dans le brin gauche de la figure 10, le plus probable est que la paire de doubles liaisons hydrogène apparaisse dans la paire adénine=thymine, mais inversée, ce qui constituera la structure codante de ce gène.

Cette séquence doit être complétée, c'est-à-dire pour que les différents gènes soient formés, car la longueur de la chaîne d'ADN ne peut être infinie. Ces forces de liaison sont donc affaiblies, ce qui signifie que les paires supplémentaires ne pourront pas être incorporées dans la séquence d'ADN. C'est ce qui détermine le modèle physique final de chaque ADN individuel.

Dans la partie droite de la figure 10, nous retrouvons la même situation, mais de manière erronée en raison de la présence de la base thymine dans la paire de bases guanine-thymine-énol, car il n'y a plus de cytosine dans le noyau de la cellule mutée. Dans ce cas, comme on peut le voir sur la figure 10, la formation de ce deuxième pont hydrogène entre les deux paires de bases n'existe plus. Les deux groupes cétoniques de la base thymine se repoussent du mauvais côté du brin d'ADN, provoquant la rupture de l'ADN à cet endroit. Bien entendu, la force de liaison devient plus faible dans ce cas, donc sous la forme énol, les forces de liaison seront plus faibles. Le résultat est que la force de liaison de la triple liaison cétonique guanine-keto$\equiv$cytosine est plus grande que celle de la triple liaison énolique guanine-thymine.

Ainsi, même si une triple liaison s'est formée entre les bases guanine/cytosine énoliques, ce sera un ADN moins stable énergétiquement, car le pont thymine-cytosine ne s'est pas formé entre les deux paires de bases.

Ainsi, sa configuration contribuera moins énergétiquement à la formation de zones abondantes pour ce gène contenant la mauvaise paire de guanine$\equiv$thymine énolique ; car cet ADN errant sera énergétiquement plus facile à synthétiser. Bien qu'il apporterait moins de stabilité avec sa force de liaison à la molécule d'ADN que la guanine$\equiv$cytosine cétonique à appariement de bases normal ne le faisait avec plus de force.

L'ADN est ce qui donne à chaque organisme son plan physique ; c'est le plan original qui est établi dans le noyau de chaque cellule ; c'est un code ; par conséquent, modifier la structure de l'ADN changera le plan physique original avec lequel tout être vivant est né. Et ce sera toujours logique, car en chimie, le produit final qui en résulte sera toujours le plus stable, même s'il est le plus difficile à synthétiser énergétiquement, car ce qui compte, c'est la stabilité électronique ou la plus faible énergie contenue dans le produit final.

La plus faible énergie requise pour former une force de liaison plus faible aidera cet ADN mutant à se répliquer plus rapidement ; mais, au final, ce sera un ADN plus instable que l'ADN normal. Car la liaison entre les bases cétoniques de la guanine $\equiv$ cytosine incorpore une plus grande stabilité à l'ADN normal, par rapport au cas qui se forme avec l'erreur de couplage entre les bases énoliques de la guanine ≡ thymine.

Une fois ces conditions réunies pour que les chromosomes synthétisent le mauvais ADN, le gène peut perdre à la fois sa séquence et sa vitesse de réplication, puisque la durée de vie de chaque être vivant va dépendre de la vitesse de réplication. Auquel cas, une cellule porteuse d'une telle erreur sera différente à cause du facteur mutant. Ainsi, une cellule sœur issue de celle-ci sera également porteuse de la même erreur à l'avenir, jusqu'à former un grand groupe de cellules mutantes. En conséquence, certaines cellules se répliqueront plus vite que d'autres, ce qui entraînera la formation d'une masse ou d'une excroissance de cellules mutantes qui deviendra visible sous la forme d'une tumeur.

En outre, il existe d'autres types de maladies génétiques qui influencent l'apparition de ces incohérences dans l'archétype hérité par l'individu humain qui a été affecté par cette erreur génétique.

La force énergétique inférieure nécessaire à la formation de la triple liaison énolique guanine-thymine allégera la synthèse de cet ADN erroné, comme nous l'avons dit ; de sorte que la présence d'uracile dans l'ARN, mais pas dans l'ADN, peut être un mécanisme chimique de contrôle dont disposent les cellules pour accélérer la vitesse de fabrication des protéines, mais en même temps pour ralentir la vitesse de réplication de chaque ADN. En d'autres termes, c'est cet ordre qui détermine la vitesse à laquelle l'ADN se réplique dans les chromosomes du noyau des cellules de chaque être vivant. C'est ce qui détermine le rythme de la vie.

C'est peut-être la raison pour laquelle la moindre énergie investie dans la formation de l'ADN muté fait que les cellules mutantes accélèrent chimiquement la vitesse de leur réplication, comme on peut le constater dans la croissance accélérée du cancer.

Ce décalage est logique d'un point de vue chimique ou énergétique, où le facteur d'influence est le caractère changeant de la matière électronique. En revanche, la masse magnétique de l'esprit ne sera pas altérée, car l'esprit est une forme stable de masse magnétique, indépendante de la matière électronique du corps physique.

Ces modifications imposées à l'ADN du corps physique seront tolérables, tant que le nombre de cellules mutantes ne sera pas supérieur au nombre de cellules saines. De sorte que l'organisme entier ne s'effondre pas définitivement. Il s'avère que le corps cellulaire ne pourra pas supporter longtemps cette croissance accélérée de cellules mutantes, car cette fonctionnalité, logique d'un point de vue chimique, ne correspond pas aux mêmes conditions que l'être humain formé à l'origine.

Le processus faussé peut être inversé, mais seulement si la personne prend conscience que le problème du cancer est de nature chimique, et si elle peut changer à temps sa stratégie alimentaire. Dans ce cas, la masse magnétique de l'esprit ne sera pas déconnectée de la matière électronique du corps, mais l'esprit sera enrichi de cette connaissance, qui est la seule chose qu'il pourra ramener avec lui lorsqu'il sera temps de retourner dans son monde spirituel. En d'autres termes, seule la connaissance de son processus chimique renforcera la masse magnétique de l'esprit.

L'esprit ne peut pas ramener dans son monde spirituel un objet contenant de la matière électronique, car l'esprit n'est constitué que de masse magnétique sans aucune matière électronique. Ainsi, il ne sert à rien d'accumuler des fortunes matérielles sur terre, mais une richesse de connaissances.

Ces modifications peuvent ne pas être tolérées par le génome d'origine des cellules germinales, de sorte que les modifications acquises par l'individu qui les a modifiées seront transmises à sa descendance. Cela explique en partie pourquoi certains de ces réajustements ou mutations se produisent continuellement, et pourquoi l'apparence des êtres se modifie en mieux. Mais ces modifications doivent être plus importantes chez les êtres humains, car ce que nous observons, c'est qu'il existe plusieurs formes d'êtres humains au sein d'une même race.

C'est pourquoi, actuellement, le nombre de maladies dues à ces modifications génétiques continues est de l'ordre de 4 000. La plus courante étant la mucoviscidose. Cependant, on sait très peu de choses sur cette relation avec le caractère héréditaire du cancer, mais seulement des modifications modérées qui se manifestent dans les générations qui en héritent.

Mais le cancer n'est pas héréditaire. Le caractère non héréditaire du cancer est démontré par le Dr Paul Liechtenstein du département d'épidémiologie médicale de l'Institut Karolinska. Un établissement médical universitaire en Suède.

Le Dr Liechtenstein a analysé les cas cliniques de 44 788 jumeaux homozygotes, c'est-à-dire des individus qui partagent une configuration génétique identique. Pour l'analyse des données, il a étudié les dossiers médicaux de jumeaux décédés d'un cancer dans des registres de décès suédois, danois et finlandais afin d'évaluer les statistiques de présence de tumeurs malignes dans 28 parties différentes du corps. Dans chacun des registres, les dossiers médicaux de jumeaux nés entre 1886 et 1958 ont été analysés. Rien qu'entre 1926 et 1958, plus de la moitié d'un seul des jumeaux était mort d'une forme de cancer.

L'analyse aurait dû conclure que l'autre jumeau du frère ou de la sœur atteint d'un cancer de l'estomac, du côlon, du poumon, du sein ou de la prostate, etc. avait le même risque de souffrir de la même maladie en raison de la similitude génétique. Cependant, il s'est avéré que les facteurs génétiques n'apportaient que peu de preuves de la probabilité que les deux jumeaux soient enclins à développer le même type de cancer.

C'est l'environnement chimique à l'intérieur des cellules qui joue un rôle essentiel dans la probabilité qu'un jumeau présente cette anomalie, car le fait que les jumeaux contractent ou non un cancer dépend de leur mode de vie alimentaire. Car c'est notre mode d'alimentation qui nous amène à modifier l'équilibre acide-base à l'intérieur et à l'extérieur des cellules.

Poursuivons avec la méthylation. En décembre 2007, l'un des membres du groupe de recherche britannique du White-head Laboratory, Rudolf Jaenisch, a démontré qu'il existe un lien entre le phénomène de la méthylation et le développement de tumeurs du côlon chez la souris. Pour eux, la méthylation est l'accumulation de groupes méthyles en excès dans certaines parties de l'ADN. Ils ont pu en déduire que la méthylation provoque la désactivation du gène qui surveille le bon fonctionnement de l'ADN, ou qu'il s'agit du gène qui a pour mission de réparer ou d'inverser ce qui pourrait être le début d'une erreur génétique, et par conséquent, incite à la formation de petits polypes. On a également constaté que la méthylation augmentait la fréquence des tumeurs intestinales chez les souris de 60 à 100 %, et qu'elle augmentait en moyenne de manière significative la croissance des tumeurs microscopiques.

La méthylation de l'ADN a été mise en corrélation avec le développement de tumeurs cancéreuses chez l'homme, car il s'agit d'un type de modification chimique de l'ADN qui peut être hérité, à condition que la modification soit tolérable.

Cela expliquerait pourquoi le cancer survient chez les enfants qui n'ont pas mangé suffisamment de viande à un jeune âge. Mais dans ce cas, la méthylation a été héritée de la mère. Comme il s'agit d'une mutation héritée de la gestation du diploïde, il sera plus difficile de l'inverser chimiquement, car elle fait partie de l'ensemble du conglomérat génétique de l'enfant. Ces gènes altérés fonctionnent selon une logique chimique, mais sont biologiquement disloqués.

Alors que normalement, chez une personne née saine, l'erreur génétique pourrait être réparée sans modification sensible de la séquence d'ADN originale. Mais seule l'intervention de l'environnement chimique naturel de la cellule est nécessaire. On peut contribuer à ce soulagement en revenant à un mode de vie végétarien, c'est-à-dire en consommant des aliments végétaux qui conviennent au cadre cellulaire d'un être humain.

L'occasion pourrait être donnée au système cellulaire de retrouver ses conditions normales d'acidité ou de pH. En d'autres termes, ce processus d'inversion de la méthylation et du tautomérisme serait ce qui fait que la progression du cancer s'interrompt chimiquement d'elle-même, puisque les cellules disposent des mécanismes et de leur propre action pour se corriger de ces anomalies, que nous avons induites par notre propre faute.

Comment ? En régularisant la consommation de sucre sous forme de saccharose, de produits laitiers, de légumes riches en acide oxalique et de boissons gazeuses, car l'enzyme anhydrase carbonique va transformer le dioxyde de carbone contenu dans les boissons gazeuses en acide carbonique. Il faut absolument s'abstenir de manger de la viande, quelle qu'elle soit, jusqu'à ce que la croissance accélérée des cellules mutées puisse être arrêtée. Si vous voulez rester un carnivore, les mêmes afflictions liées au cancer ne manqueront pas de se reproduire.

C'est donc l'effet d'une alimentation saine qui régule un processus normal à travers le mécanisme de modification génétique, car il nécessite également une activité adaptative de certains gènes dans ces régions héritées du génome, en fonction de ce que les cellules doivent exprimer ou faire à un moment donné.

Comme toutes les cellules qui composent le même organisme possèdent une configuration de bases identiques dans l'ADN, la séquence secrète de cet ADN sera un élément clé de l'identité dont héritera la future cellule.

Ce processus, ou le fait d'avoir différents types de cellules avec des activités différentes, est ce que l'on appelle la différenciation cellulaire, puisque toutes ces cellules sont issues d'un diploïde. Il s'agirait d'une multitude logique et nécessaire de mutations à partir de cellules souches, tant que les bases de l'ADN ne sont pas permutées, car seule la séquence des gènes doit être modifiée pour produire d'autres formes de vie, ou une grande variété de cellules distinctives que l'on trouve dans le corps d'un être humain.

En outre, la mutation est une raison naturelle et nécessaire à l'amélioration et au perfectionnement de chaque race. Par exemple, chaque jour, des femmes plus belles et des enfants plus intelligents naissent. Les qualités pour le comportement de chaque être viennent dans leur mémoire magnétique. Mais, du point de vue physique, ce seront les hommes et les femmes les plus aptes à contribuer à l'amélioration physique de leur race.

Le comportement physique est différent du comportement psychologique. Le comportement psychologique est une activité qui a son origine dans la masse magnétique. Ce comportement psychologique est un instinct d'insectes comme les fourmis et les abeilles, ou d'animaux qui sont en compétition les uns avec les autres, et seuls resteront la femelle et le mâle qui ont une force énergétique supérieure, et donc une capacité génétique et psychologique supérieure pour l'amélioration de leur race.

Cela signifie que lorsqu'une cellule se divise, cette cellule sera capable de transmettre à sa cellule descendante cette amélioration ou actualisation de son modèle physique. Mais le comportement originel de l'esprit est incarné dans la masse magnétique. Cette qualité ne peut donc pas disparaître par la déconnexion de l'esprit du corps physique, car les deux types d'énergie ne peuvent être séparés. Elles ne disparaissent pas de la même manière que le tautomérisme et la méthylation, car le tautomérisme et la méthylation sont des qualités qui appartiennent à la matière électronique du corps physique.

La méthylation naturelle, les caractéristiques et le modèle séquentiel doivent être maintenus dans l'harmonie et la mémoire génétique de la matière physique de l'être vivant, car la masse magnétique de l'esprit est l'énergie qui donne forme à la vie à la matière électronique physique. Par conséquent, dans le monde physique, l'information doit être maintenue dans la nouvelle cellule qui doit être formée. Par exemple, si la nouvelle cellule qui naît appartient au cœur, les cellules qui sont formées doivent conserver la fonction de leurs géniteurs afin d'hériter des mêmes instructions sur la façon de se contracter et de se dilater pour continuer le travail d'éjection du sang.

Mais si la cellule est modifiée par tautomérie et méthylation, les caractéristiques de fonctionnement de la matière électronique du corps physique seront perdues, et la nouvelle cellule qui émerge ne sera plus capable de remplir la même fonction que son ancêtre. La séquence correcte des bases guanine-céto, cytosine, thymine et adénine dans l'ADN de la cellule est ce qui permet à ces bases de se répliquer sans erreur, mais elles doivent aussi porter les instructions qui doivent apparaître dans la nouvelle cellule qui se forme.

Dans les cellules, comme nous l'avons mentionné, ce sont les ribosomes qui effectuent la tâche de synthèse des protéines, et comme dans l'exemple de la lecture d'un texte avec des fautes d'orthographe, le ribosome doit reconnaître et analyser correctement cette séquence, pour essayer de minimiser la probabilité d'introduire une erreur, qui pourrait conduire à un résultat erroné de confusion et de fonction par rapport aux protéines appropriées produites par des cellules saines. Ce processus de fonctionnement du ribosome et du noyau cellulaire dépend du degré d'acidité au sein de la cellule, mais plus particulièrement au sein du noyau cellulaire. Il convient de mentionner que l'appareil de Golgi est l'organite qui inspecte la fonctionnalité des protéines produites par les ribosomes.

Disons qu'il s'agissait d'une analyse très minutieuse, pour savoir comment fonctionnent nos cellules, et quel est le type d'énergie qui les fait fonctionner pour donner la mobilité à tous les êtres vivants ; c'est-à-dire, pour que la matière électronique puisse être transformée en d'autres formes de matière électronique, et puisse être utilisée par la masse magnétique de l'esprit afin de donner la forme de vie à chaque être, dans cette station physique de la Terre.

Notre seule intention avec cette série de livres est d'expliquer comment l'Univers a commencé, et que l'Univers est le créateur de l'énergie et de tout ce qui existe dans l'Univers, dans le but que l'humanité change sa façon de penser et d'agir, puisque, par manque de connaissance de son origine, l'être humain se détruit lui-même, la forêt et tous les animaux, qui n'ont peut-être aucune notion de leur existence, mais qui ont des sentiments. Parce qu'il est urgent d'agir à temps pour sauver les animaux et la planète Terre de la désintégration de la vie.

SUR LE TRAVAIL DE L'AUTEUR

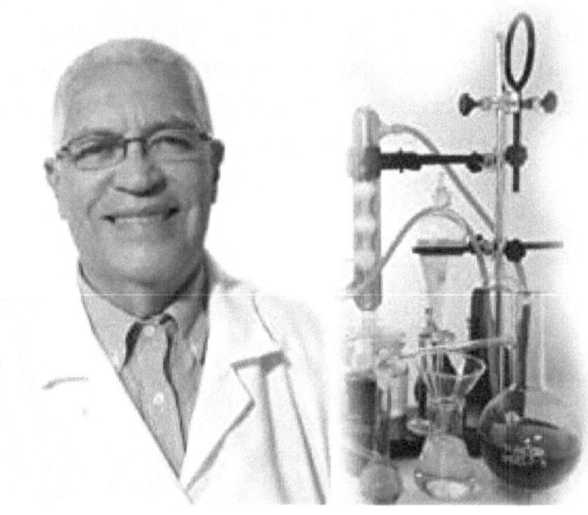

Diplômé de l'École de chimie, Faculté des sciences, Universidad Central de Venezuela, avec un diplôme en technologie chimique. Études de troisième cycle en science et technologie des aliments. Travail spécial sur la chimie des produits naturels et la chimie des maladies. Concepteur de processus chimiques. Livres que vous pouvez trouver sur Amazon.com®. Ces livres doivent être révisés à mesure que nous clarifions la façon dont l'Univers s'est formé : "La chimie du cancer". "La chimie du diabète". "La crise cardiaque". "La maladie d'Alzheimer". "La chimie de l'arthrite". "La chimie de la pensée". "La chimie de l'esprit". "Comment l'Univers s'est formé". "Les expansionnistes". "Pourquoi vous ne devriez pas manger de la viande". "Le monde micro". "Dieu existe-t-il vraiment ?". "Objection à la relativité d'Albert Einstein". "Diviner l'avenir". "L'erreur des grands scientifiques". "La vie sur le soleil". "L'univers avant le temps zéro". "L'énergie de l'esprit". "L'origine du cancer". "Le monde des cellules". "La chimie de la maladie". "La particule qui a créé l'univers". The Chemistry of Cancer, septième édition. La chimie du diabète, sixième édition ; La chimie de la crise cardiaque, quatrième édition ; "La chimie de la mémoire" ; La chimie de l'arthrite, troisième édition. "Le pouvoir créatif de l'esprit. La particule qui a formé l'Univers, troisième édition. "La masse initiale de l'Univers". "Vous ne devriez pas manger de viande". "L'origine du corps et de l'esprit". "Adorer l'Univers". "Sucre un ennemi dans la cuisine". "Le voyage dans le temps". La chimie du diabète, numéro 7. La chimie de la crise cardiaque, numéro 5. La mémoire de l'esprit, numéro 1, La chimie de l'arthrite, numéro 5. "Le point de départ de l'univers" La particule qui a créé l'univers Numéro 5 "L'évolution de l'esprit". "La vie de l'esprit "Réécrire la science". "Le point de départ de l'Univers". "La croissance spirituelle". "Le couplage de l'esprit avec le corps". "L'origine de la vie". "La particule qui a créé l'univers, numéro 8". "La mort n'existe pas".

9 798847 299657